生命的重建

The Present Moment: 365 Daily Affirmations

每日自我肯定篇

【美】 露易丝·海◎著

张晰綪◎译

中国宇航出版社

·北京·

THE PRESENT MOMENT:365 Daily Affirmations

By Louise L. Hay

Copyright © 2007 by Louise L. Hay

Original English language publication 2007 by Hay House, Inc., California, USA.

The simplified Chinese translation rights arranged through InterLicense, Ltd. and Rightol Media

（本书中文简体版权经由锐拓传媒取得　Email：copyright@rightol.com）

All rights reserved

本书中文简体字版由著作权人授权中国宇航出版社独家出版发行，未经出版者书面许可，不得以任何方式抄袭、复制或节录书中的任何部分。

著作权合同登记号：图字：01-2023-6204号

图书在版编目（ＣＩＰ）数据

生命的重建. 每日自我肯定篇 ／（美）露易丝·海著；
张晰婧译. -- 北京：中国宇航出版社，2024.2
书名原文：The Present Moment:365 Daily
Affirmations
ISBN 978-7-5159-2330-7

Ⅰ. ①生⋯ Ⅱ. ①露⋯ ②张⋯ Ⅲ. ①心理健康—普
及读物 Ⅳ. ①R395.6-49

中国国家版木馆CIP数据核字(2023)第256439号

策划编辑	田芳卿	封面设计	王晓武
责任编辑	吴媛媛	责任校对	卢　册

出　版
发　行　中国宇航出版社

社　址　北京市阜成路8号　　　　　邮　编　100830
　　　　　（010）68768548
网　址　www.caphbook.com
经　销　新华书店
发行部　（010）68767386　　　　　（010）68371900
　　　　　（010）68767382　　　　　（010）88100613（传真）
零售店　读者服务部
　　　　　（010）68371105
承　印　北京中科印刷有限公司
版　次　2024年2月第1版　　　　　2024年2月第1次印刷
规　格　710×1000　　　　　　　　 开　本　1/16
印　张　12　　　　　　　　　　　　 字　数　36千字
书　号　ISBN 978-7-5159-2330-7
定　价　49.00元

译者序

　　应中国宇航出版社的邀请，我有幸以我的译笔向读者朋友们展示美国著名心理治疗专家、演说家露易丝·海的思想与声音。作为著名的心灵导师，露易丝·海创立的自我疗愈方法曾帮助千万人走出阴霾，重获阳光。在这本《生命的重建·每日自我肯定篇》中，她以每日一段文字的形式，向大家传递正能量，告诉人们如何以新的视角、新的思想面对世界，如何让眼下淡而无味甚至充满伤痕的生活变得焕然一新，大不一样。

　　译者首先是一名读者，翻译过程，对我自己来说也是一场心灵疗愈的焕新之旅。最初翻开这本书时，便被这种一天一小段文字的形式吸引，感觉内容清新而深刻，直击心灵。随着翻译工作逐步展开，我也跟随露易丝·海的文字，重新感受思想对于生活的意义。"一切只是想法而已，而想法是可以改变的。"这句话看似简单，却是露易丝·海自我疗愈方法的核心。我们看待生活的方式，决定了生活所呈现的样貌。有时看着镜中的自己，忽然觉得"我好丑"；与他人相处，有时忍不住抱怨"他好烦"。然而，"丑"也罢，"烦"也罢，这可能并非事实，而是我们的想法。想法不变，生活就永远不会改变。一味认定"我好丑"，便只能以丑人的身份去面对生活；若扔掉这些无谓的思想包袱，便是摆脱了自我定义的"丑人"身份，以平和的心态面对生活中的自己，以崭新的眼光面对广阔的生活。漫漫人生路上，有春风得意，亦有失意坎坷，让生活保持五彩斑斓，还是陷入灰色暗淡，皆在自己一念，全凭自己掌握。

　　365 段文字有长有短，或简洁平实，或意味深刻。鉴于中英文在句法、文法等方面存在差异，译文在形式、音韵上均有一定程度的重构，力求既忠于英文之"意"，又凸显中文之"味"。译者水平有限，期待读者朋友们多多批评指正。

　　最后，感谢中国宇航出版社的信任，更感谢选择这本书的读者朋友，希望大家可以在这本小书中体会到阅读的乐趣，通过一段段文字学会积极地自我肯定，收获属于自己的精彩世界！

张晰缙

2023 年 6 月于天津

前 言

　　亲爱的读者朋友，您所捧起的这本小小的书，充满了阳光，充满了正能量。这是一本自我肯定之书，愿您能在字里行间发现当下的力量。

　　把握当下，便是在心中种下一颗种子，发芽开花，带您走向全新的心境，体会不同的生活。您将不再无措，不再彷徨，因为您会选择新的视野，收获新的思维。未来的世界，将会充满爱与阳光，未来的人生也会生机盎然，一路芬芳。

　　亲爱的朋友，不妨静下心来，仔细想想：想要过怎样的人生？什么是真正的梦想？翻开这本小书，在随后的365个日子里，将会每天送您一小段话，告诉您如何思考才能拥抱阳光，如何生活才能靠近理想。在阅读的过程中，您会收获全新的思维方式和思考习惯。也许这样一个改变，足以让您受用一生，获益满满。

露易丝·海

Laurie Way

《生命的重建·每日自我肯定篇》英文版读者评论

（选自亚马逊网站）

♥ 这本书非常适合早上来读。它真的帮助我以全新的视角开始新的一天，准备好以积极的心态面对新的一天。

♥ 我们的每一天都充满了许多精彩瞬间。我喜欢提醒自己，有些时刻已经过去，而我却因此变得更好；有些时刻还在未来，我可以随心所欲，但最重要的是，现在的时刻是对我的考验。

♥ 我有这本书的平装本，为了方便起见，我还把它放在了 Kindle 上。每天早上，我都会阅读当天的肯定句。其中一些非常有见地，似乎正是我的感受或我生活中所需要的。

♥ 你好，这本书非常好……我还为朋友买了一本。它以睿智的肯定语帮助人们从多方面治愈疾病，值得购买。我喜欢露易丝·海，她使人得到自尊和幸福……

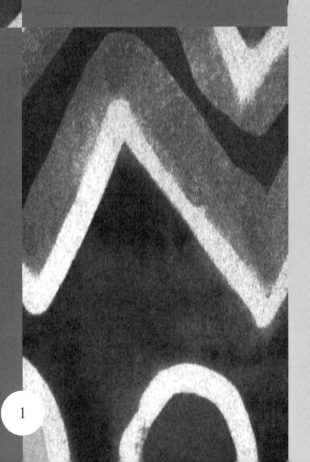

每一天，生活都温柔地揽我入怀。我知道，它希望我的内心是满满的，暖暖的。

第2日

让我想想，今天适合做些什么呢？适合创造新的东西！适合大脑天马行空！适合完成新的作品！适合无拘无束地遐想！今天是什么神仙日子啊！

1

我用热烈的爱把双眼装满，一下子发现：这世界多美好！

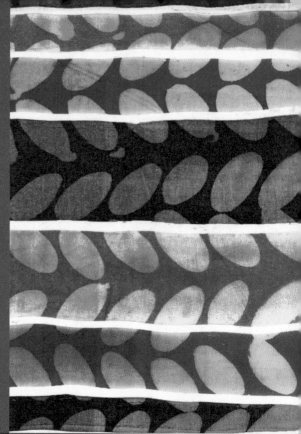

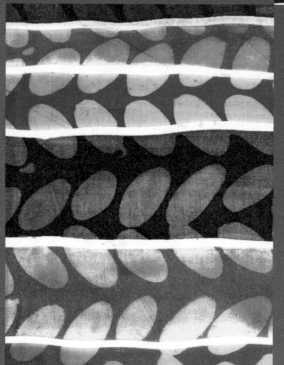

如果说我的潜力是一枚礼花弹，蓄势待发，那么工作的意义就是让它们冲上天空，华丽绽放！

我知人之难，也听人之言；我善于原谅，亦懂得遗忘。

第6日

每一天，我的身体都将自己调整到最佳状态。拥有健康体魄的我，时刻笑容满面，元气满满。

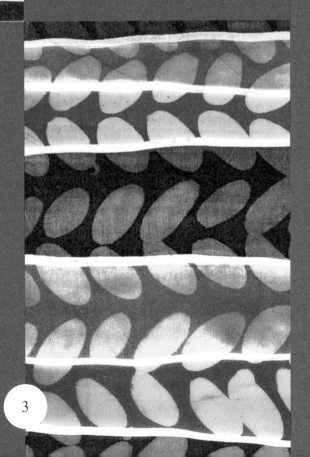

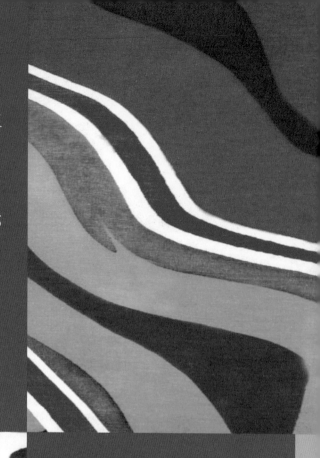

第7日

这一扇门，通向深邃的智慧；那一扇门，通向广博的知识。

两扇门的钥匙，都在我的手中。

第8日

走过很多地方，归途安好无恙。

感谢与我邂逅的人们，谢谢你们那么热心，那么善良。

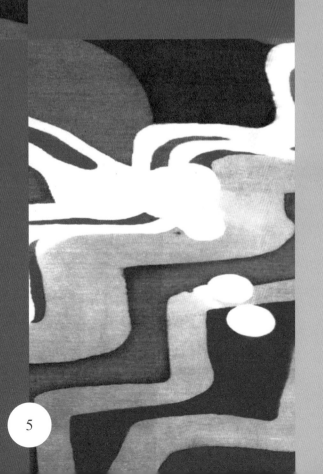

好想有一台时空机，载着我快快地飞向未来！

第 10 日

天生我才，熠熠发光。

任他东南西北处，凭他三百六十行。

我常怀感恩之心，
它会激活偶感疲惫的身
体，更能唤醒偶尔疲惫
的心灵。

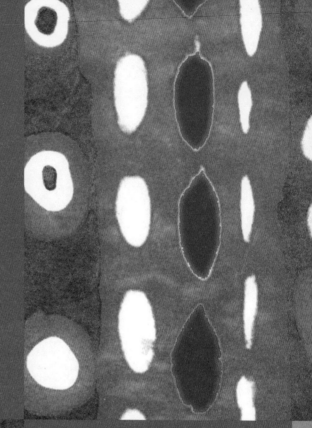

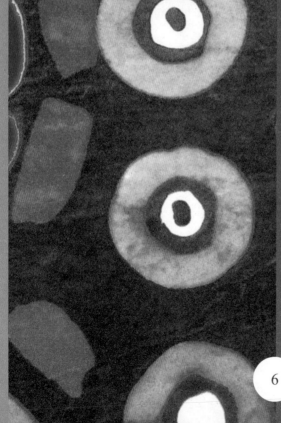

每一天，我都收获
大家的尊敬。
每件事，我都赢得
大家的肯定。

享天清气朗，临雨雪风霜，我自坦然，心平气和。

看斗转星移，观花开花落，我心亦宁静，怡然自得。

我接纳自己的方方面面。

也许仍有许多需要磨合，但我都会一一释然，与自己和解。

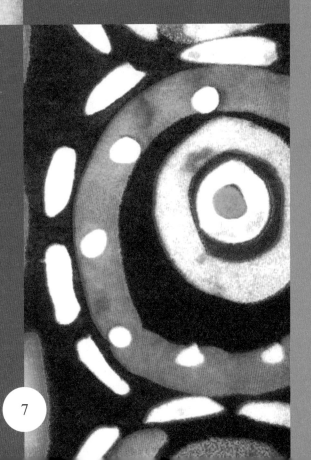

第 15 日

我的身体只有三种
状态：
　　好，更好，更更好！

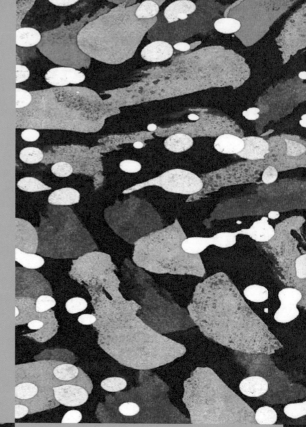

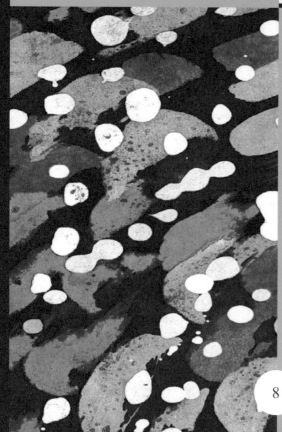

第 16 日

公平公正，有我身
体力行！
　　世界和平，有我一
臂之力！
　　我宣布：今天的我，
要把爱与善送给每一个
人。没错，每一个人！

8

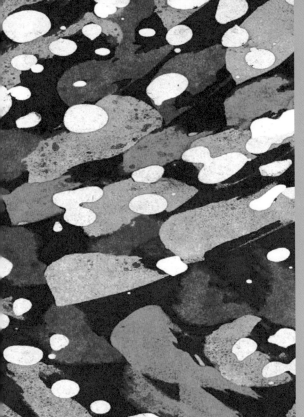

　　我懂生活，更爱生活。

　　在我巧手慧心的经营下，每一天都喜悦充盈，安闲自得。

第 18 日

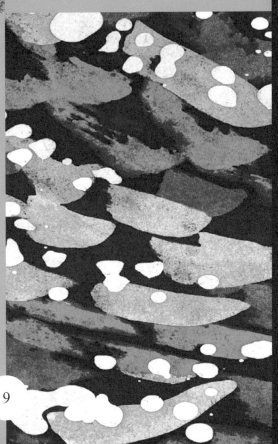

　　工作是苦涩的压力？

　　不，工作是甜甜的鸭梨！

　　勤奋认真的我，充实而快乐。

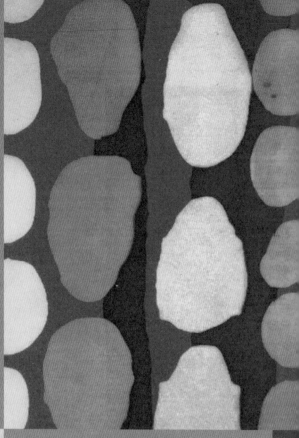

第19日

　　凡付诸行动，皆会收获满满。

　　上天赐我一块魔法磁铁，为我引来一派蓬勃兴旺、欣欣向荣。

第20日

　　与人相处，我有"三不"：

　　不催促，耐心相待，与人宽厚；

　　不狭隘，懂得包容，善于接纳；

　　不冒犯，察言观色，人情练达。

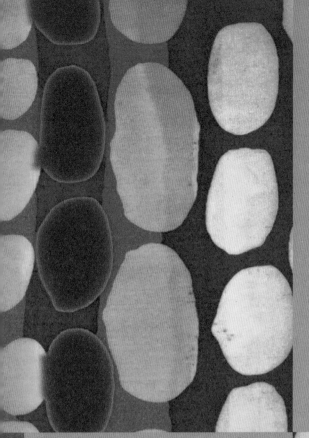

第 21 日

船到桥头不必怕！

依我的经验，任何事情都会有转机，临事不用着急，到时候问题都可以轻松解决。

第 22 日

与过去和解，才能真正与自己和解。享受当下，不执着过往，尽力把握眼前一分一秒的美好。

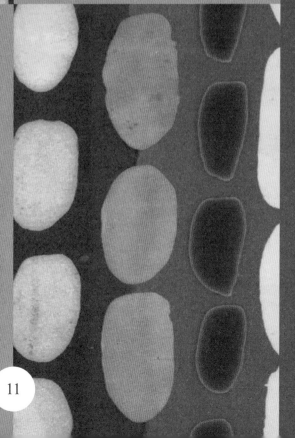

自己的身体，需要自己去尊重，去爱惜。

"一切幸福，贵在无疾。"我深深地懂得这个道理。

第 24 日

限制是用来超越的，束缚是用来冲破的！

上天为我指引奔跑的方向，神明为我点亮灵感的星光。

12

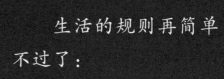

生活的规则再简单不过了：

种瓜得瓜，种豆得豆。

辛苦付出的，终会迎来收获。

第 26 日

充分发挥理解能力；充分运用知识储备；充分保持意识清醒。

做到"三个充分"，释放最强脑力。

第27日

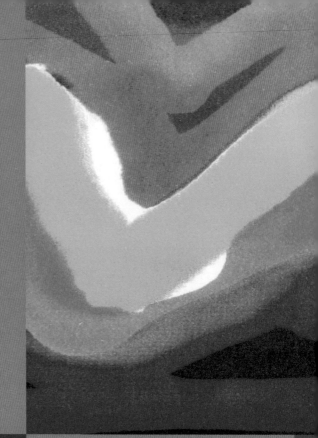

今日备受财富之神的宠爱！

意料之内的报酬如期收入囊中；意料之外的一小笔财富，竟也飞入我的口袋！

第28日

今天我要把歌唱！歌唱什么？

歌唱今日美好的自己，歌唱明日出发的方向。

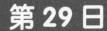

懂得爱自己的人，岁月都不忍在其脸上留痕。

你有多爱自己，就有多朝气蓬勃。

第 30 日

一张办公桌是我快乐的源泉；眼前人生路是我华丽的冒险。

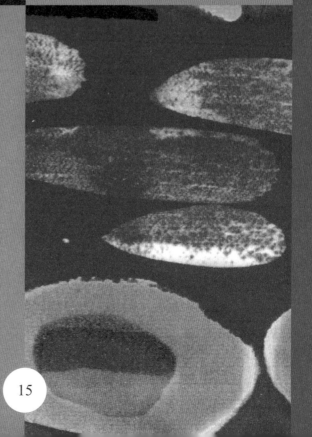

第 31 日

身体释放出的每个信号，我都用爱来聆听，用心来感应。

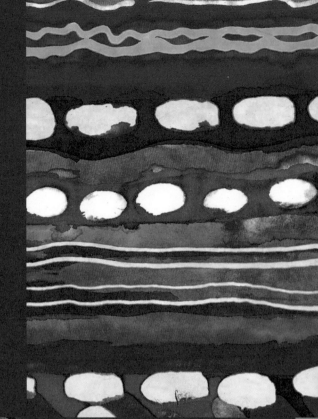

第 32 日

身边的美好太多太多，多到要问问自己："这不是在做梦吧？"

16

我的身体，无病无痛，元气满满。

你相信百分之百的健康吗？

我相信！

第 34 日

今天遇到的所有人，心思都被我看穿啦！

你们不露声色，故作平静，但内心在暗暗祝我幸福！

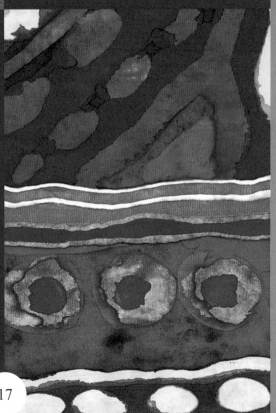

我们需要自言自语。

紧张时为自己打个气，给予鼓励；困难时给自己加个油，获得勇气。

所有的"碎碎念"都会有所回报，生活如此简单而美好！

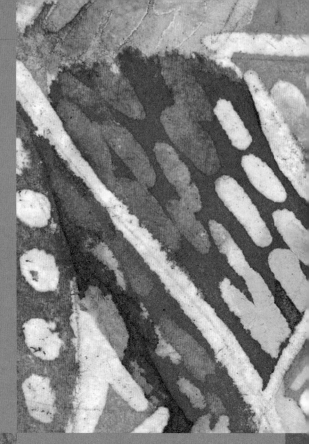

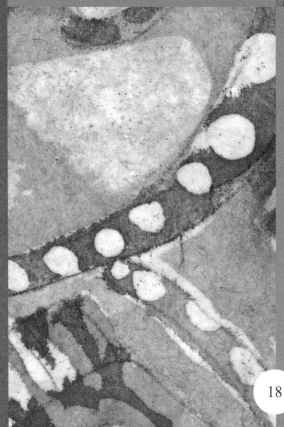

每天接纳对方多一些，为生活注满包容与理解，这才是伴侣相处的正确方式。

矛盾来袭，指责无益。

为了爱，彼此都在努力做最好的自己。

不蔽人之善，不言人之恶。

我的字典里从来没有"消极"二字。

一大波正能量正在来袭，欢快律动，闪着光芒！

我感受着这澎湃的活力，我享受着这生命的怒放。

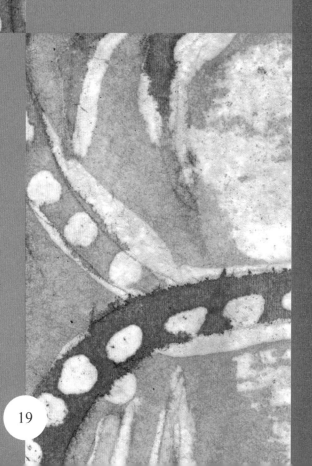

19

上天赐我一双金手，凡我经营，诸事皆成：

生活欣欣向荣，家庭安乐和睦；

学习蒸蒸日上，事业节节高升；

友邻深情厚谊，爱情甜美如蜜。

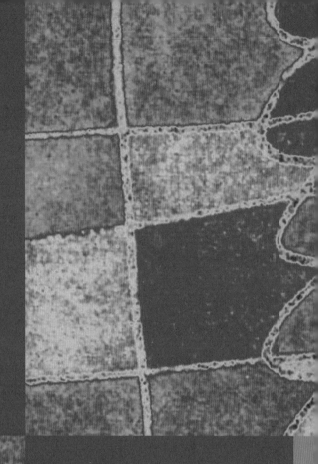

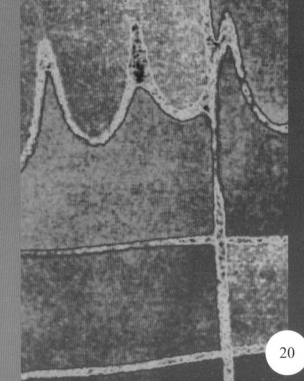

每一次取得新进步，我都为自己欢呼雀跃。

什么顾虑、犹豫，统统甩掉！

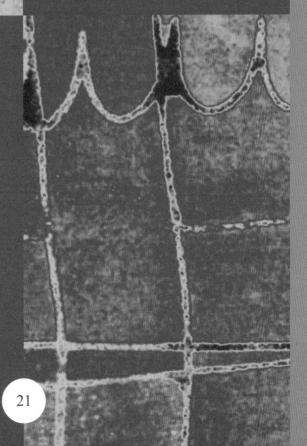

爱是魔法，治愈人间。

爱自己多一点，生活的奇迹就会多一点。

第 42 日

喜欢独处，还是喜欢相伴？

接纳自己的感受，尊重自己的选择。无论爱情如何呈现，我都温柔以待，欣然愉悦。

21

把时间一分为二：
一半关注自己，一半关怀他人。

常怀助人之心，乐得积福长寿。

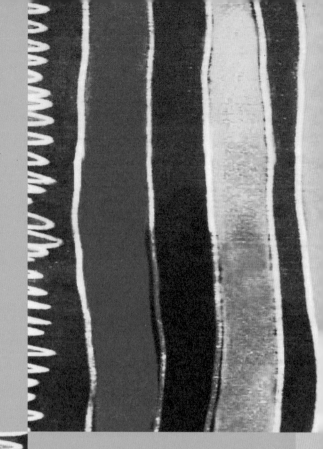

第 44 日

过往已成定局，谁都无力改变。

认真感受当下吧！因为我们能够左右、能够把握的，唯有当下。

22

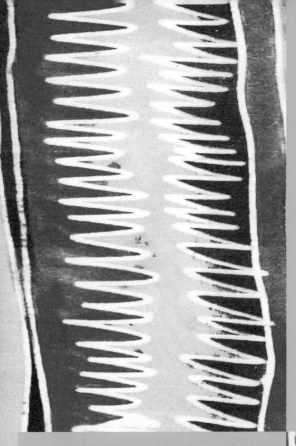

是爱，让世界充满美妙的循环。

我将爱吹成心形的泡泡，让它们飘到每一个人身上。没想到泡泡还会飘回我这里，而且每一颗都变大了好多！

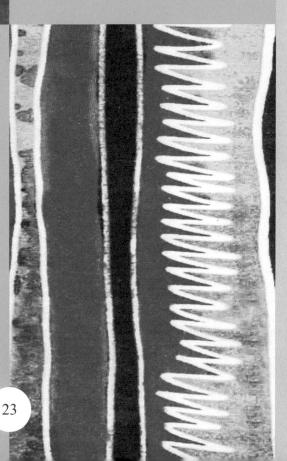

第 46 日

这一秒，下一秒，变化也许随时驾到。

所谓变化，往往不期而至。

它翩翩而来，我欣然接受。

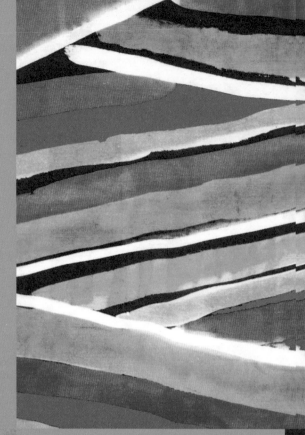

第 47 日

　　生活待我，慷慨
如斯。

　　得生活如此眷顾，
何其有幸。

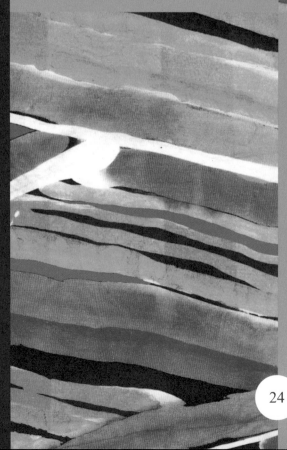

第 48 日

　　生活欺我，我笑世
道荒唐。

　　偶然失败，我笑自
己不强。

　　诸人百事，难免释
放负能量，一笑了之，
不气不恼，这才是真正
的强大。

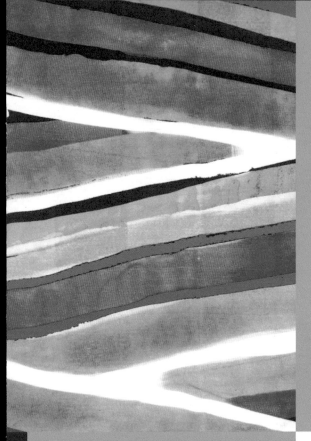

内心深处的我，平和安然，闲适自得。

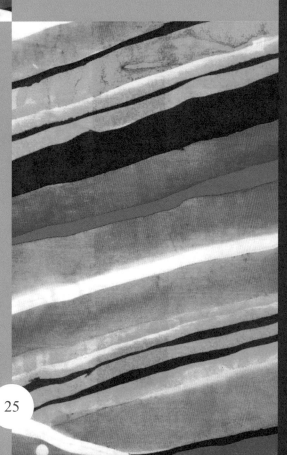

第 50 日

我是优秀的人，因此能吸引优秀的灵魂。

忍不住夸夸我的新朋友们：

他们个个充满活力，富有爱心；

体贴关爱，慷慨包容；

像开心果一样逗我开心，有山海般的宽阔胸襟。

25

如何做决定？

只为利己，小聪明罢了；

利己利人，方显大智慧。

智者做决定，会让人人受用、处处受益，事事向好、世界美丽。

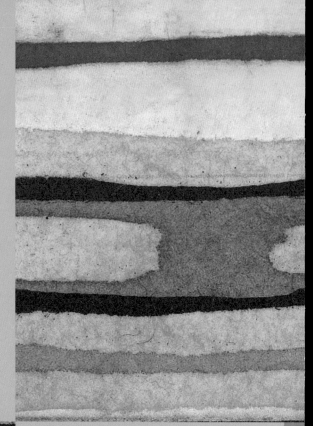

治愈生活的良方，我已全部集齐。

药到病除，我又恢复元气，焕发新意！

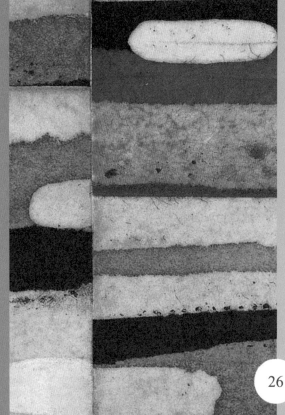

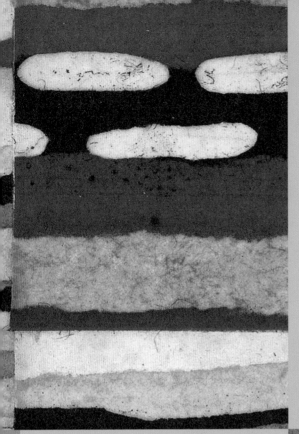

面对生活，我张开双臂，敞开胸怀。

只有这样，生活才会不吝恩赐，慷慨待我。

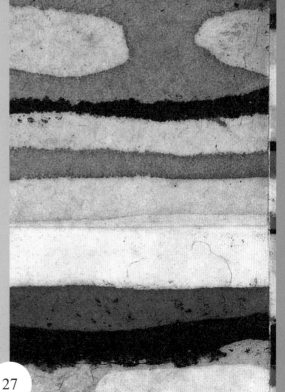

第 54 日

天生我才，必定成功。

面对鲜花与掌声，我都心怀感激，深深感恩。

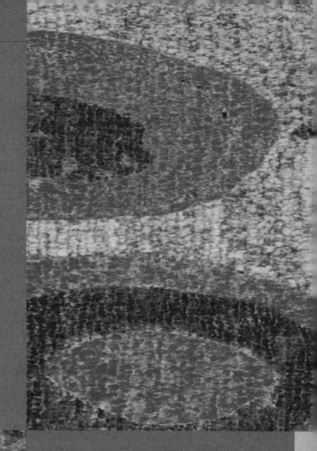

第 55 日

镜子里的人是谁——天生丽质，灵动可人，人见人爱，花见花开？

没错，这就是我自己啊！我好开心！

第 56 日

并非所有童年都是欢声笑语。

也许有创伤，也许有阴影，但今天的我选择忘记。

释怀幼年的伤痛，解脱今日的自己。

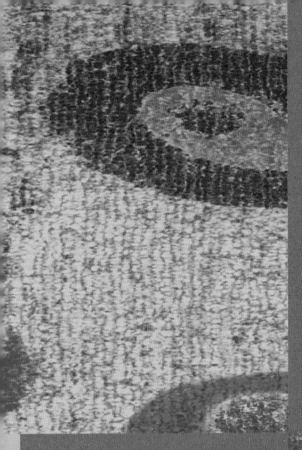

我悄悄许下心愿，
家庭帮我一一实现。

我投入家的怀抱，
用爱装满每个房间。

我与我的家，相伴
相随。

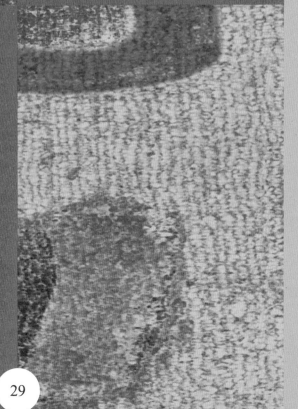

第 58 日

成败荣辱，看自己
的行动。

是非对错，是自己
的责任。

人生之路，皆由自
己行走，不怨天，不尤人。

第 59 日

　　我步履坦然，循着上天为我指引的方向。

　　无论路在何方，终点皆会繁花似锦，一派祥和。

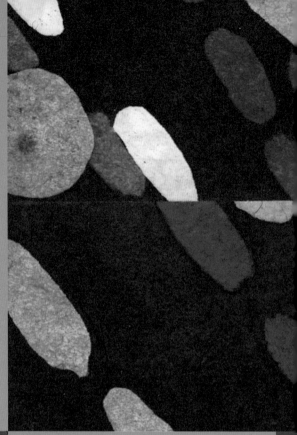

第 60 日

　　凭双手，收入源源不断；靠自己，生活不愁吃穿。

　　用奋斗换来钱包鼓鼓，日日安逸，笑声不断。

生活是部电影，自己编剧，自己导演，自己演绎。

人生万般美好，皆由自己亲手缔造。

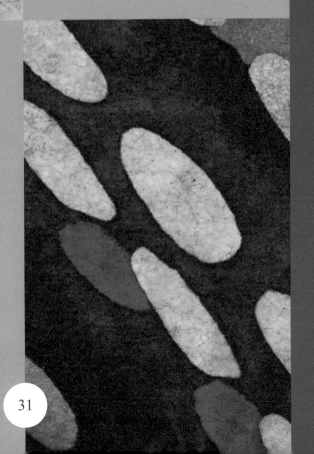

每越过一道沟坎，心中就多一份成就感；每跨过一道山峦，人生就增加一份完满。

第 63 日

人人都愿与我为伴、与我同行。

这感觉真的棒极了！

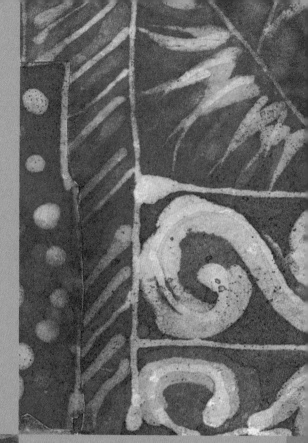

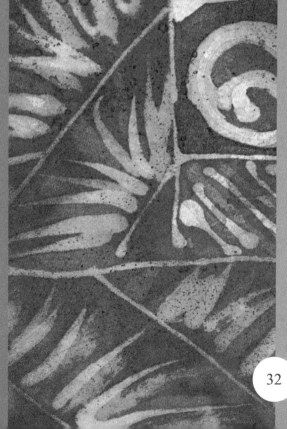

第 64 日

淡泊宁静，始于内心。

强大而沉静的内心，会幻化成涓涓细流，滋润自己，惠泽他人。

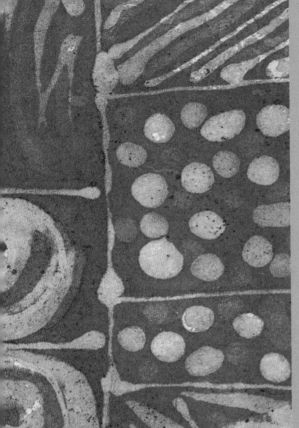

我对生活绽放微笑，
生活对我温柔相待。

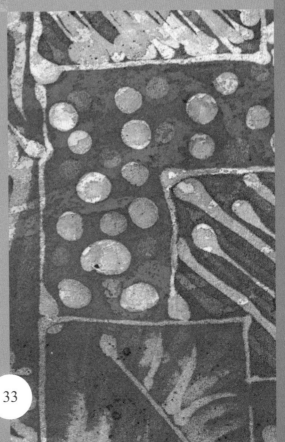

眼下的工作是好是坏，我都拒绝抱怨，微笑以待。

因为我知道，它是我通往未来的一块跳板，助我跃得更高，抵达更好的下一站。

世上最牛的工具是什么?

是我的最强大脑。

无限使用方法,各种运用模式,随心使用,高效灵活。

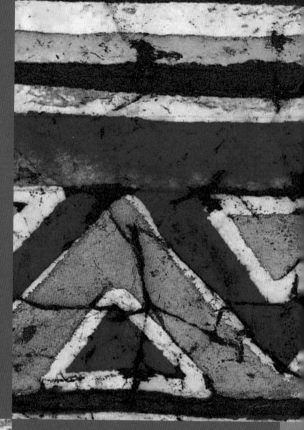

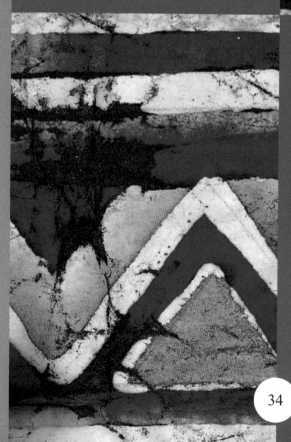

每次行至路口,我总能选择对的方向。相信自己的直觉,坚定自己的判断。我就是自己的指南针。

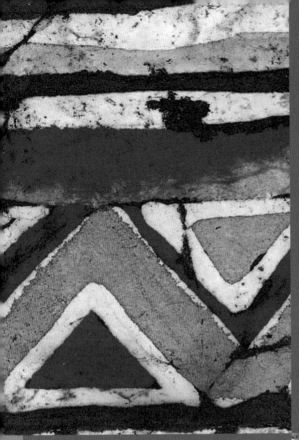

　　若问我：真善美来自哪里？

　　且看这世界每一个角落，都蕴含真理；身边每一位朋友，都满怀善意；世间每一种事物，都释放美好。

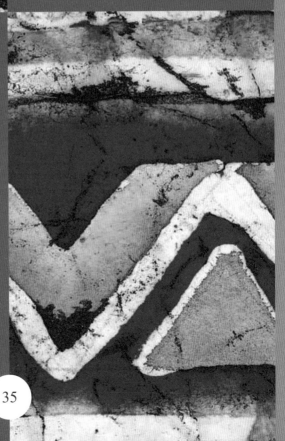

第 70 日

　　我待自己有十分的温柔，二十分的包容，一百倍的耐心。

　　你如何对待自己，人们就会如何对待你。

第71日

　　无论小小的需求，
还是大大的心愿，还不
等我开口，就个个得到
满足，一一得以实现。
　　我的世界富足而
美好。

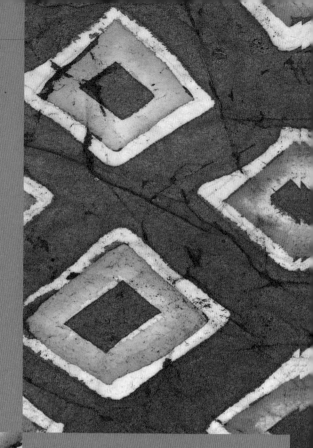

第72日

　　今日何以闪耀?
　　是靠自己的双手，
在昨日一点一滴打造
而成。

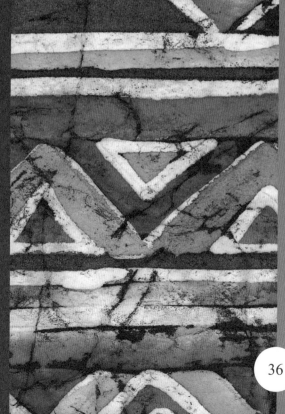

36

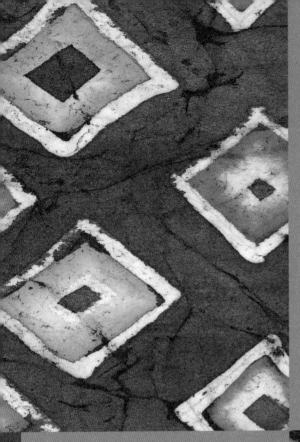

身体传递的每个信号，我都用心倾听，用爱接收。

若问"百分之百的健康是什么样"，且看我的身体，这就是答案。

人皆会变，即便今日是故人，他日亦会变新面孔。

坦然接受，便是释然。

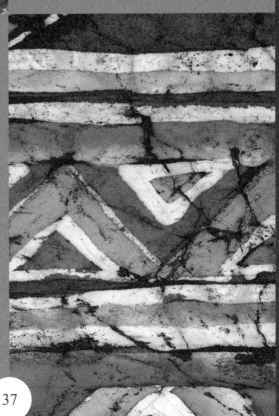

37

第75日

做自己生活的主人，为自己的方方面面负起责任。

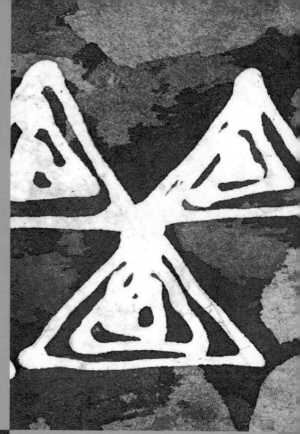

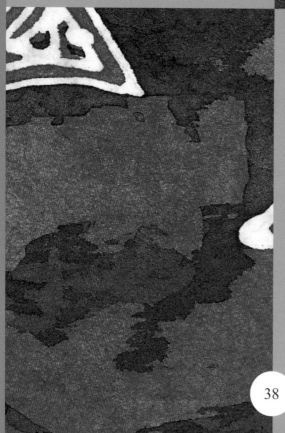

第76日

红灯停，绿灯行。行向何方？

行向生活中那万般美好，行向人生沿途那处处风景。

嗯，我看行！

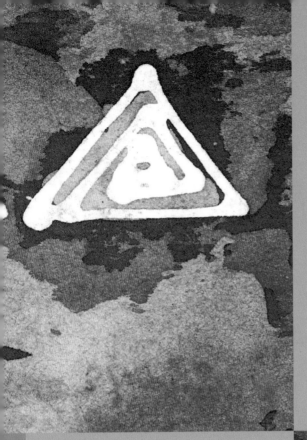

我常常剖析自己的内心，从中挖掘那深藏不露的珍宝。

收获尊重的前提，是懂得尊重自己。

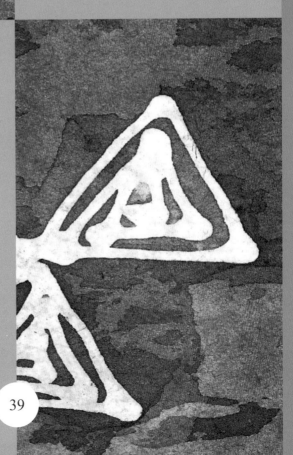

第 79 日

又是新的一天！

会开启怎样的新冒险呢？

我已带上满满的热情，准备出发，迫不及待！

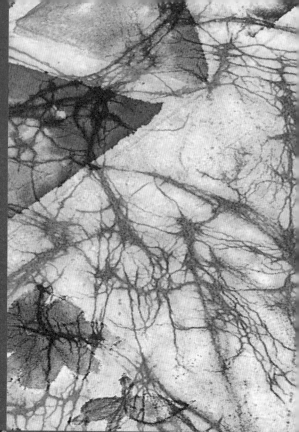

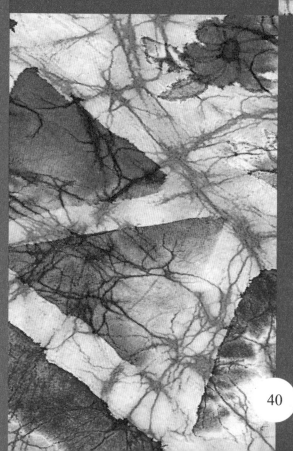

第 80 日

世界四季轮回，内心春日常在。

凭它酷暑严寒，我自翩翩轻舞。

　　放下固执，放下己见，换换思维角度，听听对方之言。

　　没关系，别担心，广听各家声音，对我并无损害。

第 82 日

　　我为自己代言，自在随性。

　　我的大脑智慧聪颖，我的双手强劲有力。

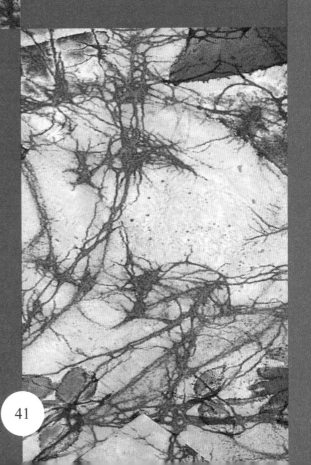

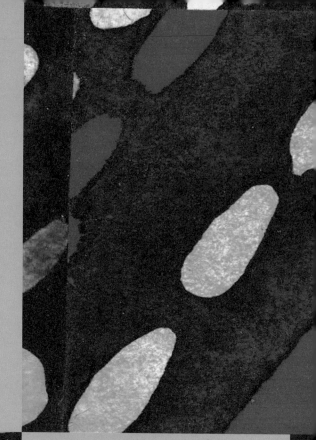

第83日

　　我值得生活最好的宠爱，欣然将其恩赐揽入怀中。

　　还没来得及诉说小小心愿，生活就已心领神会，替我一一实现。

第84日

　　宇宙赐我如此丰满的生命，我双手捧过，心怀感激。

42

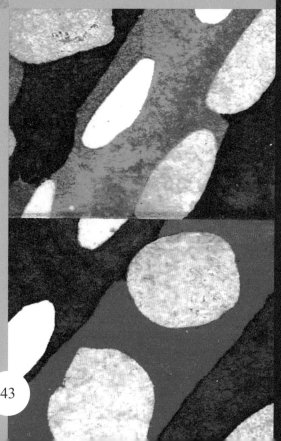

　　我的呼吸饱满而
轻盈。
　　一吐一纳，承托
着灵动的生命。

第 86 日

　　凭它何人何地，任
它何物何事，都无权禁
锢我的大脑，主宰我的
灵魂。
　　在思想的世界里，
我是我自己唯一的主人。

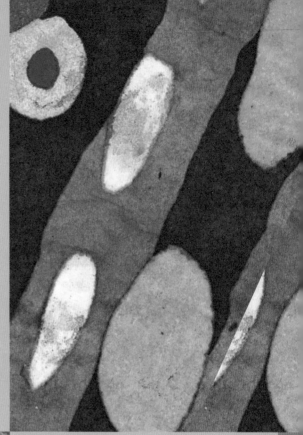

　　我就是"健康"的代言人。

　　每一天，我都元气满满，精神焕发。

　　身边有优秀的人与我共事，事业有出色的人为我引路。

　　有可爱的同事，有可爱的领导，这是怎样的神仙日子啊！

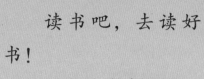

读书吧，去读好书！

以书香丰富灵魂，用文字充实内心。

开卷有益，学无止境。

第90日

我与家人彼此倾听，相互尊重。

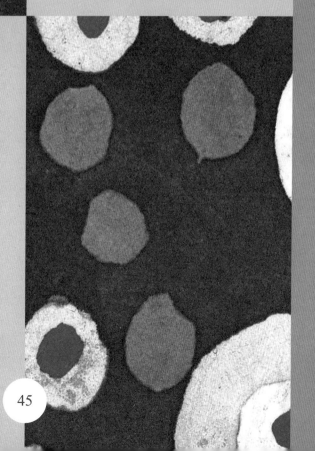

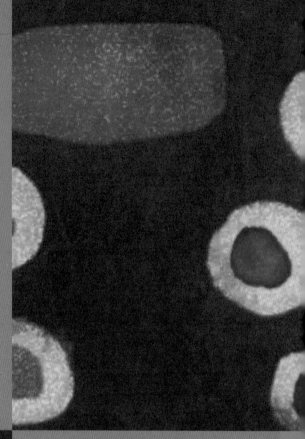

第91日

　　我是如此热爱
生活！
　　每一秒时间，
每一帧画面，都让我
满怀期待。

第92日

　　我住在这里，甚合
我意。
　　一墙一瓦，为我遮
风挡雨；一屋一室，充
满温暖爱意。

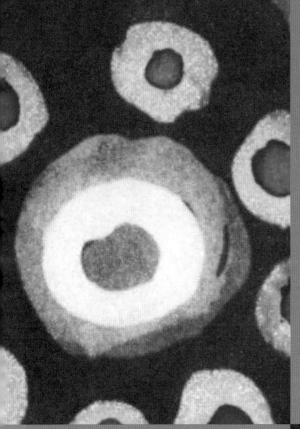

第 93 日

未来快来！
我已迫不及待！

第 94 日

今日的闪闪发光与
傲人成绩，无愧昨日的
雄心壮志与豪言壮语。

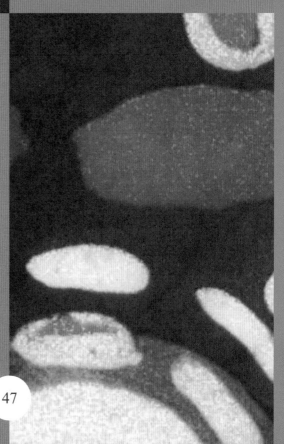

我与自己的身体十分亲密。

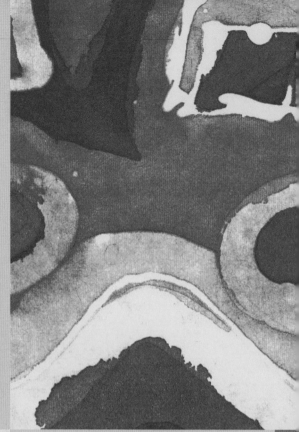

第 96 日

火气不乱撒，脾气不乱发。

对待自己，再多一些温柔和爱意，再多一分积极和肯定。

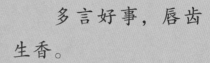

多言好事，唇齿生香。

从我口中说出的每个字、每句话，都温暖和煦，于人有益。

第 98 日

深呼吸，放松自我。

为自己宽宽心、松松绑，全身就像躺在云朵般的棉花糖上。

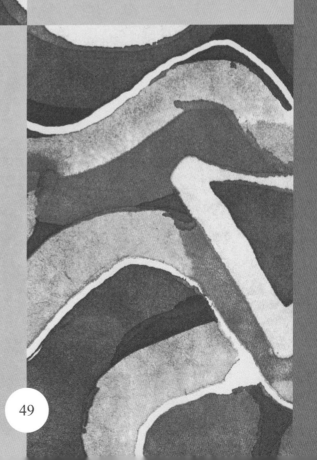

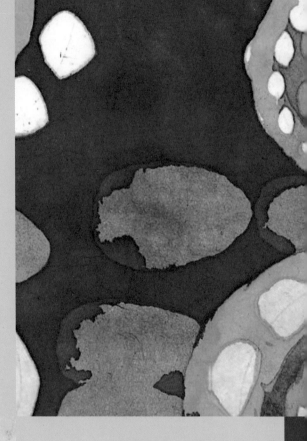

第 99 日

不要让原生家庭成为禁锢脚步的桎梏。

现在，此刻，轮到我自己来做生活的舵手，航向属于自己的远洋。

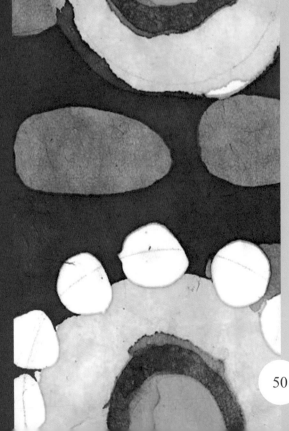

第 100 日

看到别人取得成绩，我由衷地为他欣喜。

不眼红，不妒忌，因为总有一天收获成功的会是我，也会是你。

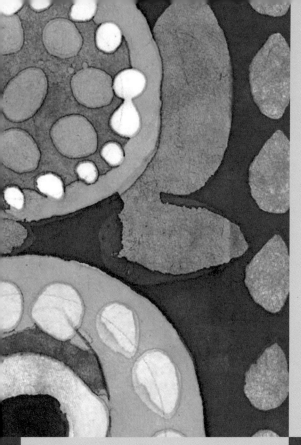

给耳朵穿上防弹衣，抵挡所有的诋毁、否定、讪谤与中伤。

强大的耳朵，无惧任何恶声恶语。

日历每翻新一页，人见人爱就多一点。在大家眼中，我是什么样的存在？

是太阳，永远温暖有爱；

是大海，无限广博胸怀。

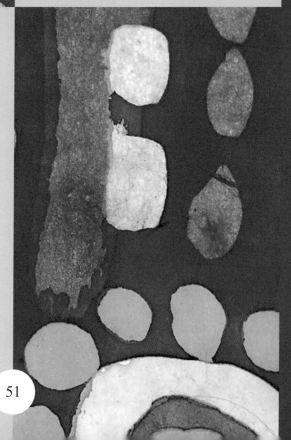

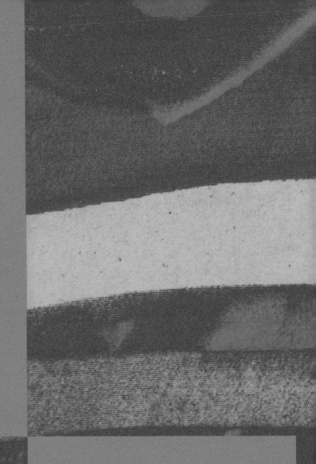

何苦日日披星戴月，
何必对自己苦苦相逼？

浩瀚天地自会将我
宠爱，海阔天高自有我
容身之地。

上天是爱我的，我
相信，也请你相信。

我的才华与众不同，
我的能力自成一派。

做独一无二的自己，
特立独行。

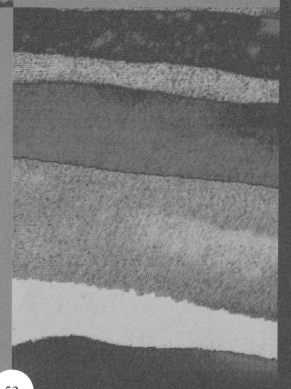

第 105 日

目之所及，皆是爱！

第 106 日

过往的噩梦与阴影，都已化作烟云，离我远去。

如今的我，焕发新的生命，吸吮新的营养，展开新的轨迹。

你好，甜美的新世界！

53

第107日

不要停止内心的探寻。

在思想上探索不止，让心灵充实丰盈；

在灵魂中求索不停，为人生答疑解惑。

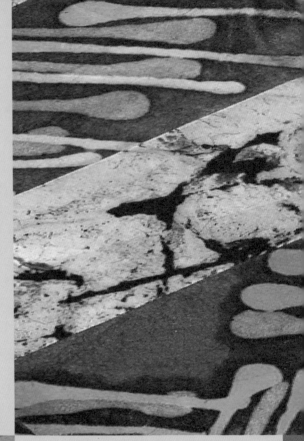

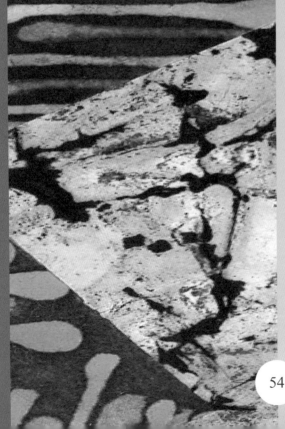

第108日

"你还太小，为时太早！"

"都多大了，还不抓紧！"

这些言语，我听后笑笑而已。在什么年龄遇到谁、做何事，都是上天最好的安排。

我自有节奏，不慌不乱。

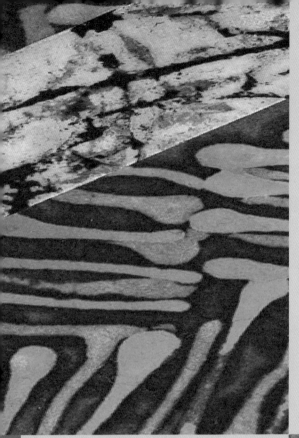

为何上班？

为银行存款，为每日三餐，更为尽享热爱，成就自我。

第 110 日

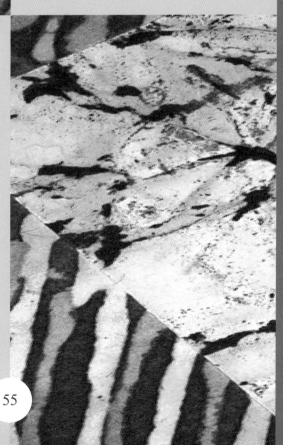

我的快乐，源自健康的体魄。

我是健康之神的化身，神采奕奕，容光焕发。

第 111 日

　　软软的枕头陪我酣然入梦，暖暖的被窝伴我安然而眠。

　　微微的鼾声唱出一天的充实，轻柔的呼吸舒展内心的满足。

　　此刻，我睡得安稳香甜。

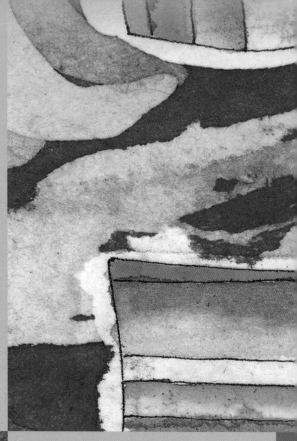

第 112 日

　　心无旁骛，尽力憧憬心中所盼；集中意念，美好想象终会体验。

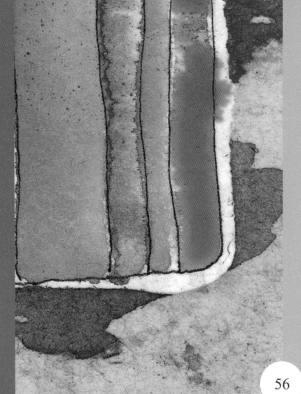

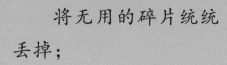

　　将无用的碎片统统丢掉；

　　把烦恼的琐碎纷纷抛弃！

　　学会断舍离，生活更惬意。

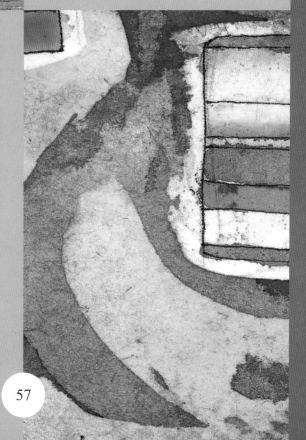

第 114 日

　　做个幽默大师，日日捧腹开怀，时时扑哧一笑！

　　今天又是放声大笑的一天！

第 115 日

　　轻松拿捏各种场合，完美应对花样挑战，我是最佳全能选手。

　　行行适合，样样能干。

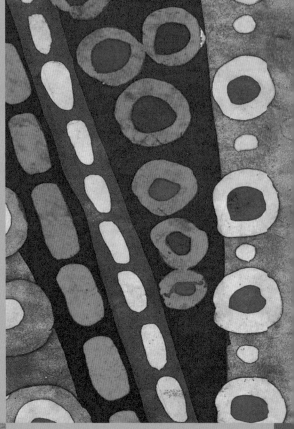

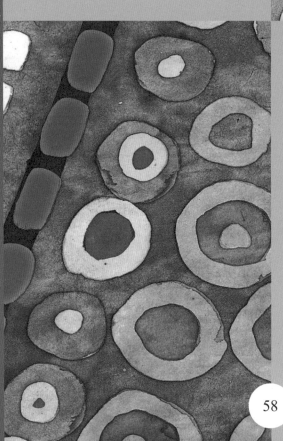

第 116 日

　　自己选的路——

　　对了，就坚持走下去；

　　错了，无所谓改道，大不了放弃。

　　做自己的决定，不忐忑，不焦虑，宽容接纳此刻的自己，反正未来有一百种可能。

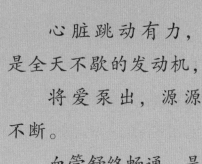

心脏跳动有力，
是全天不歇的发动机，
　将爱泵出，源源
不断。
　血管舒络畅通，是
阡陌纵横的运输线，
将爱满载，传遍全身。

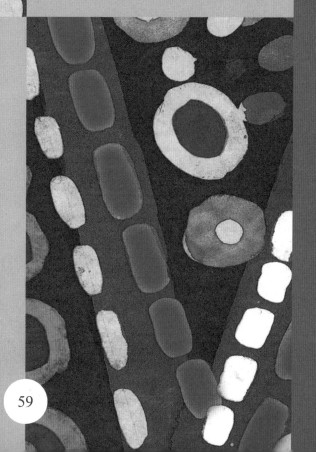

第 118 日

我家大门常打开，
欢迎客人从四面八方来。
　是友人，亦是家人。
　时时相聚，恣意言
欢；旋律袅袅，友爱暖
暖。

待己待人，多一些爱，多一些肯定，生活的道路就会越走越宽，花团锦簇，阳光灿烂。

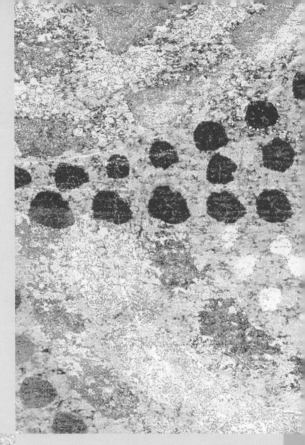

生活是一本书，一堂课。

悠闲翻阅，生活道理尽知晓；轻松体验，人生道理都学到。

面对歉意时，懂得原谅他人；自责悔愧时，记得原谅自己。

学会原谅，卸下包袱，生活又是一番轻松惬意。

第 122 日

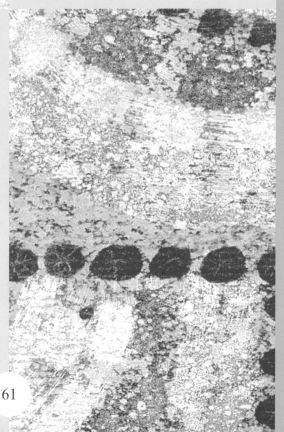

枕畔的小猫，膝边的小狗；手中的小兔，窗沿的小鸟。

我爱每一个走进我生活的小动物，你们是上帝派来的小天使，是天地赠我的小惊喜。

第 123 日

卸下耳朵的防备，
打开思想的大门。
多听新的声音，广
纳新的思路。

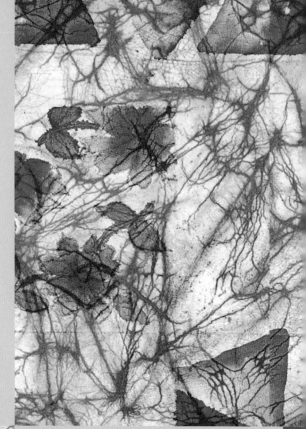

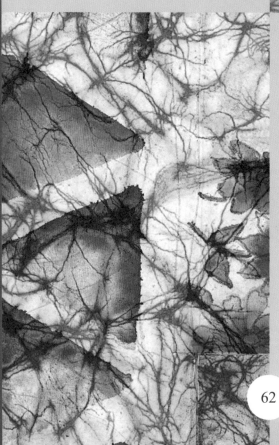

第 124 日

生活一路，既能
看到期待已久的美景，
亦会偶遇意料之外的
精彩。
生活赠我怎样的
美好？
有的已经猜到，
还有则是惊喜。

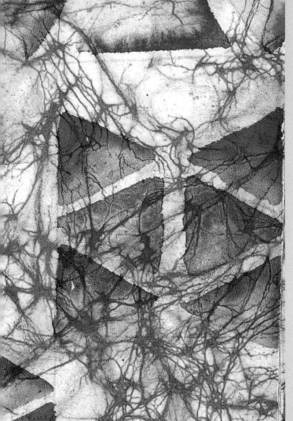

　　无法避免改变，就坦然接受；人人都会成长，且欣然期待。

　　无须介意变化，无须焦虑明天。

　　这个世界，安好，安然，安全。

　　将令人欢乐的新点子注入血液，从头至脚在我体内循环。

　　为大脑注入奇思妙想，让全身愉悦畅快。

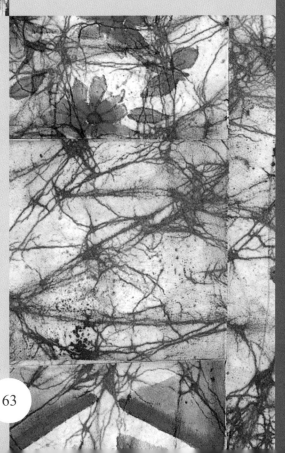

清晨醒来，感恩崭新的又一天。

夜晚睡前，感恩拥有的这一切。

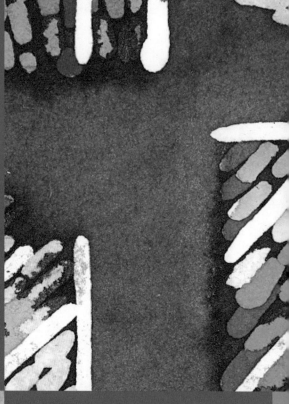

第 128 日

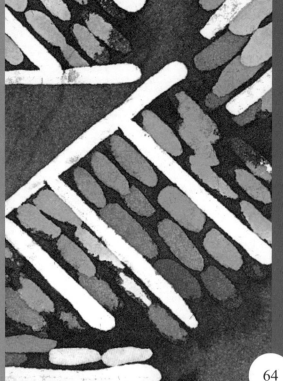

我是富足的，我的财富源源无极限。

财富在哪里？

财富来自生活的方方面面——来自那饱满的成就感，来自这充盈的每一天。

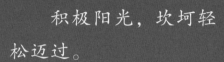

积极阳光，坎坷轻松迈过。

保持乐观，困难迎刃而解。

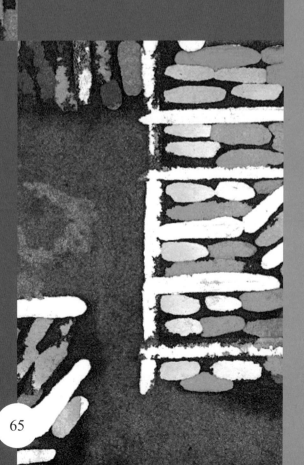

第 130 日

生活有条理，万事有效率。

精力充沛的我，悉心打理每一天。规划合理，井然有序。

经营生活，我乐此不疲。

为何对陌生人关闭心门？

你我初来人世，皆只身一人。

日日交心的好友，携手终生的爱人，哪一位不是始于当时初遇的一声"你好，很高兴认识你"！

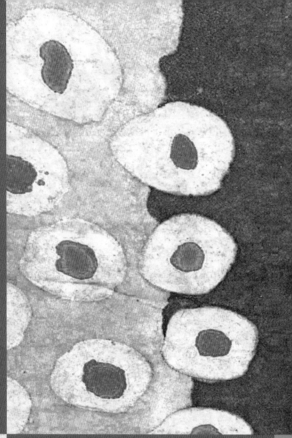

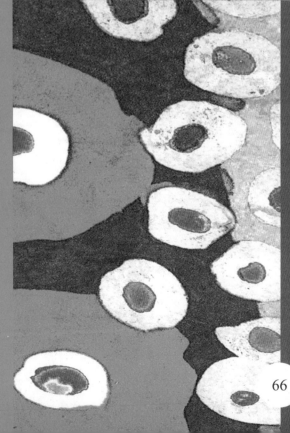

第 132 日

我有哆啦A梦的神奇口袋，藏着数不尽的宝藏，源源不断地为生活制造美好，散发光芒。

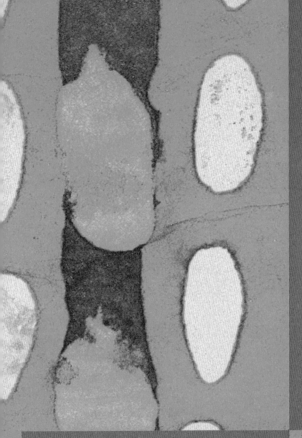

生活的路，或平坦，或崎岖；或通途，或荆棘。

每一段路都是一次独一无二的机会，供我们学习新的道理，让我们成为更好的自己。

我的世界里，母亲永远占据最特别的一席。

每每想到母亲，心中就满是暖烘烘的爱意，沉甸甸的感激。

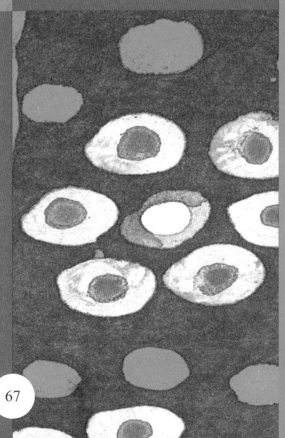

我善于原谅，懂得
放手。

保持心平气和，达
至内心宁静。

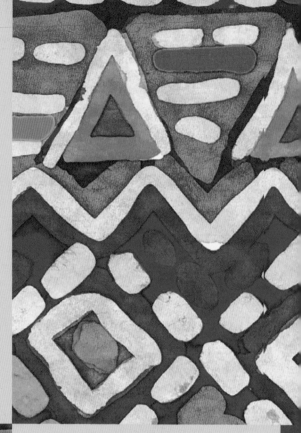

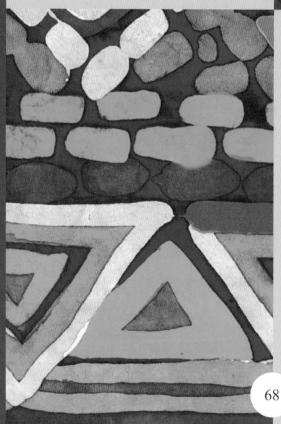

没有所谓"大材小
用"，也没有什么"能
力不及"。

在我眼里，样样工
作皆合理。

哪里需要我，我就
在哪里。

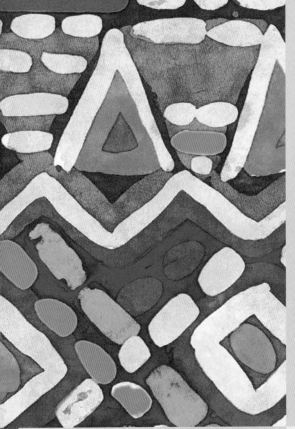

新的环境，快速适应；新的变化，轻松接纳。

不要头脑固化，拒绝僵化思维。

我灵活处事，游刃有余。

我的大脑，自我更新，总能发现新的视角，点亮新的思路。

优秀如我，未来可期。

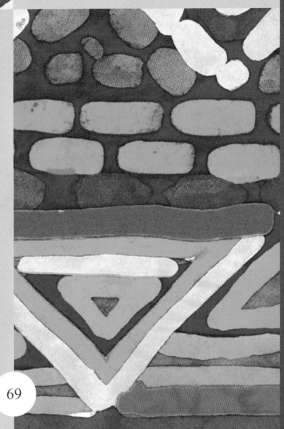

期待尚未到来的美好，憧憬即将经历的精彩。

我感恩此生余下的路还有很长，还有很多美妙。

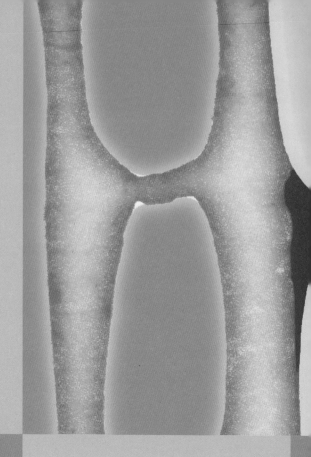

第 140 日

是与异性携手相伴，还是独自领略人生？

世界很大，选择各异，不为世俗眼光所累，坦然随心，接纳自己。

愿每一种决定，都收获爱与共情。

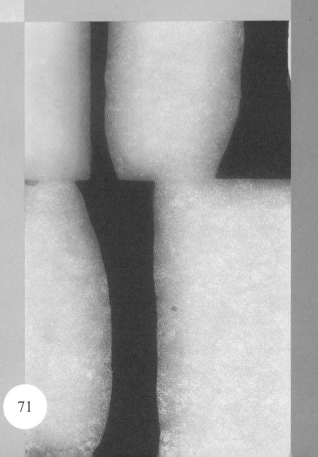

　　我精力充沛的身体，是一台神奇精妙的机器。

　　居住在如此完美的身体里，我的灵魂深感荣幸。

　　在我眼里——

　　自己的努力，都有成绩；

　　自己的成就，都了不起。

　　我就是我，足够优秀，相信自己，从不怀疑。

深呼吸，空气为何
如此清新？

是摆脱束缚后自由
的微风，是求新求变时
花朵的香气。

解放思维，大胆创
新，甩掉陈腐，不走老路。

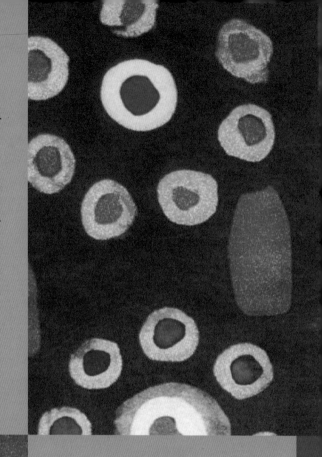

善待自己，从呵
护身体开始。

营养饮食，快乐
健身！

你有多爱自己的
身体，身体就有多爱你。

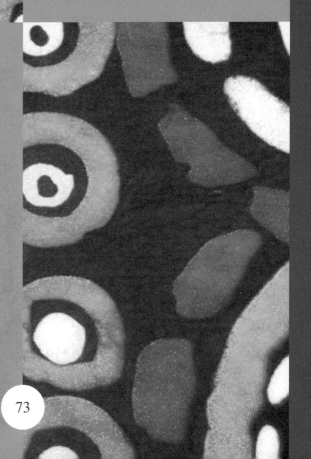

就算小小的成就，也有大大的满足。

在我心里，自己一直都很了不起。

第 146 日

生命宽广，是蔚蓝色的海洋。

海洋富饶慷慨，蕴藏无尽宝藏，还有那海面泛起的点点金光，是一个又一个机遇被接连点亮。

你多释放一些爱意，我多释放一点关怀。

一点一滴，一砖一瓦，你我搭建起充满安全感的世界。

人人都能敞开心扉，大胆去爱。

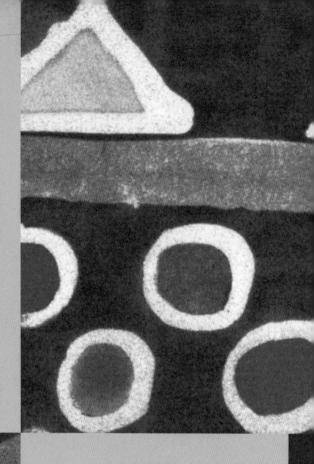

第 148 日

我的内心有一台排风扇，把所有恼人的压力与一切否定的声音，都呼呼吹走，一个不留。

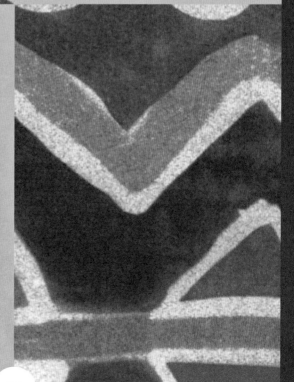

第 149 日

今天要做的事情非常重要!

要细数生活里的种种美好,一一翻阅,认真思考!

第 150 日

大脑,是我萌发新点子的源头;双手,是我创造新成果的工具。

自己的世界,靠自己书写新意。

表达自我,追求创意,不拘一格。

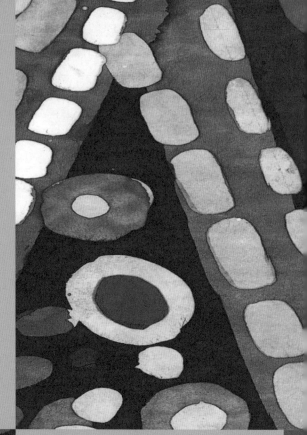

羡慕别人良好的性格、超凡的能力？

渴望别人聪明的大脑、漂亮的形体？

其实，你只要照照镜子、看看自己：

他们拥有的一切，你不都已经拥有了吗？

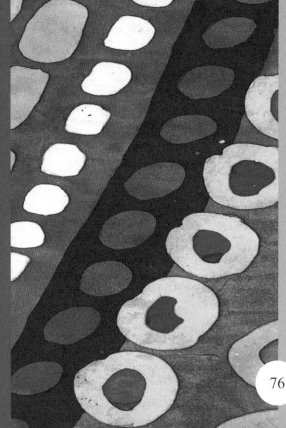

第 152 日

敢于开辟新的道路，乐于迈出新的脚步。

不愿墨守成规，拒绝循规蹈矩。

开启新的冒险，给我灵感启迪，一路新鲜刺激。

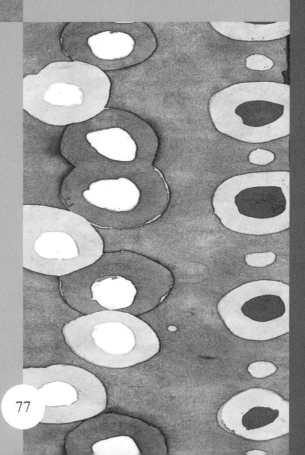

面对选择，我要干脆和果断；面对任务，我要行动与效率。

自己选的路，就要完整地走下去，不半途而废，不借口逃避。

第 154 日

如何表达情绪？

要让大家感觉轻松愉悦，阳光积极。

恰当抒发心情，不做负能量的发动机。

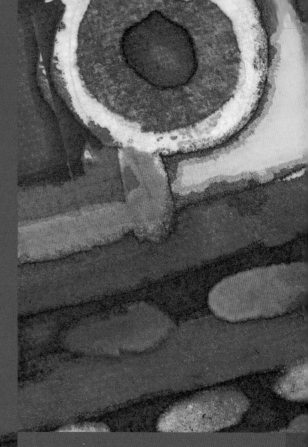

第 155 日

把心敞开，让爱进来。

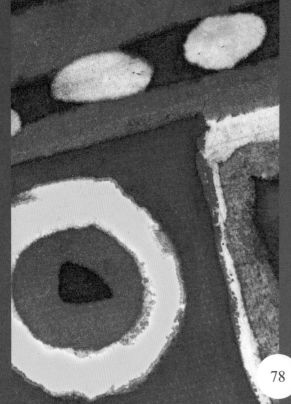

第 156 日

每天清晨，睁开双眼，用心迎接新一天生命的涌动，内心激动，兴奋不已。

活着，真好！

人间，真美妙！

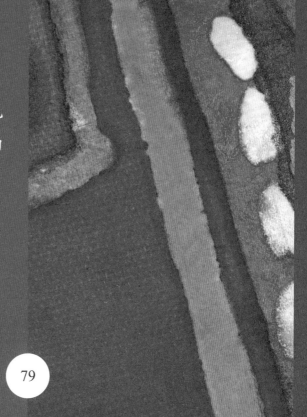

第 157 日

　　提一盏探照灯，看
看内在的自己，竟然发
现，我的灵魂是如此有
爱，如此美丽！

　　我便放下心来，大
胆探索，踏勘内心的每
个角落，尽情发掘美好
的自我。

第 158 日

　　将每天过得自由充
盈，这是我与生俱来的
权利。

79

第 159 日

工作中的我，井井有条，能力超群。

大脑与双手配合，开启效率的引擎。

源源不断，输出动力，任何工作，完美搞定。

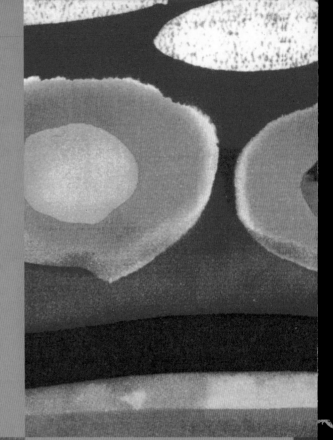

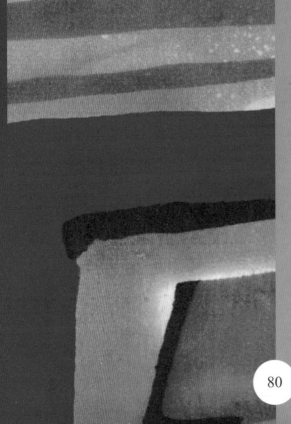

第 160 日

接收身体发出的指令，它要我时刻元气满满，保持充沛活力。

去打球，去跑步，或去健身吧！

运动，强健体魄，充满乐趣。

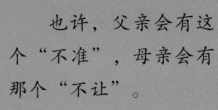

第161日

也许，父亲会有这个"不准"，母亲会有那个"不让"。

但舵轮始终握在自己手中，我们有权利选择自己的航向。

第162日

我有一双善于发现的眼睛，专注发掘人间最美好的点滴。

我给身边每人一面魔镜，让他们照见自己最绚烂的笑容、最闪光的品质、最动人的魅力。

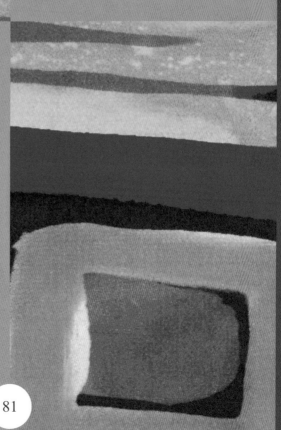

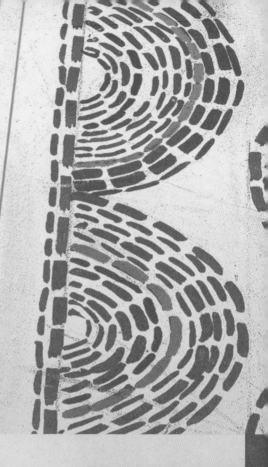

第 163 日

在头脑中搭建一条高速公路，所有的新点子、新想法、新创意源源不断地驶来，畅快通行。

第 164 日

我每每遇到难题，答案总是恰巧来到。

我自领会，从容自若，从不懵懂，无须困惑。

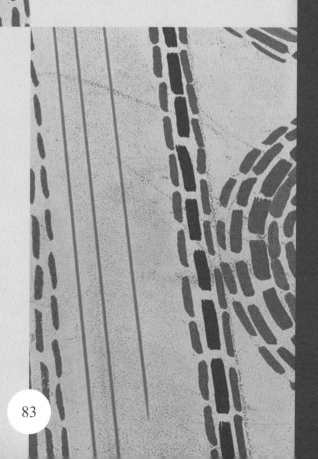

我与天地，和谐统一。

白天与阳光相拥，夜晚与月亮相伴。时而清风徐徐，时而雨声嘀嗒，还有脚下的大地，承托起我的生命。

第 166 日

得生活眷顾垂青，我不乏新鲜、绝佳的机遇。

认准当下，应时而动，顺其自然，我自从容。

不纠结，不挣扎，甩掉内心所有的包袱。

心境宁然，安闲轻松。

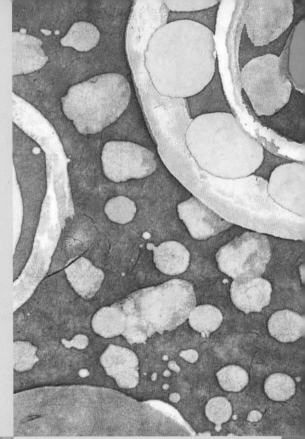

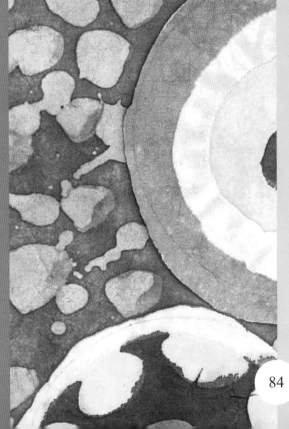

陈腐的旧思想是枷锁，消极的坏想法是桎梏。

挣脱束缚，轻松愉快，我向往明天，满心期待。

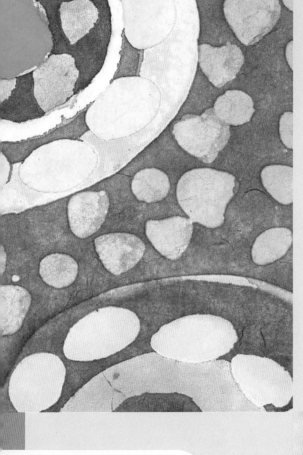

我有乐于聆听的耳朵，更有海纳百川的内心。

第 170 日

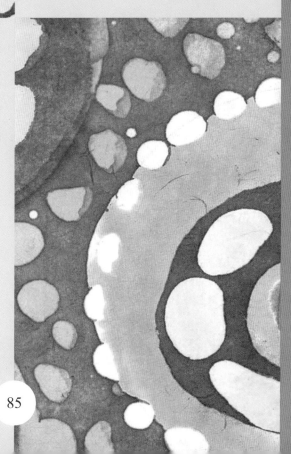

身体就像小马达，时刻释放精力；笑容好似小太阳，永远乐观积极。

对待生活，我最不缺的就是热情。

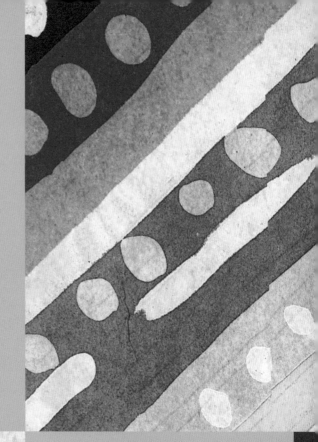

为生活打开一扇新的大门，所有的美好都会翩然而来。

不必怀疑，尽管相信，因为我值得生活如此宠爱。

又是一天过去，诸事顺顺利利。

宛如获得神明相助，为我指出正确的选择，帮我做出明智的决定。

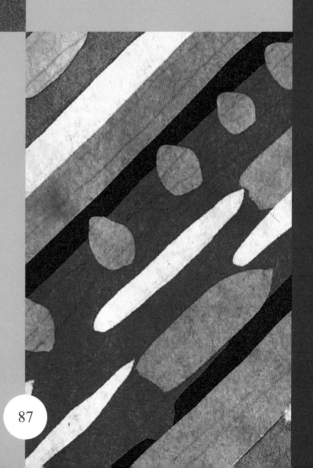

第 173 日

　　我与众人，相互吸引。

　　人们喜爱与我为伴，我亦愿与众人同路。

第 174 日

　　我的手中有力量，我的心中有自信。

　　扬起脸，抬起头，做个了不起的自己。

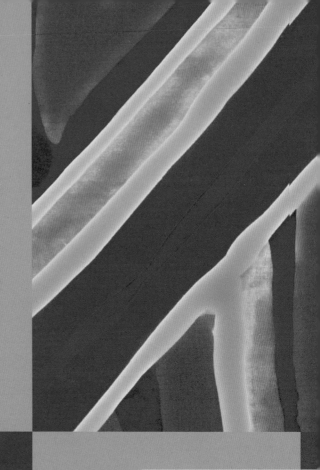

　　每个人的内心都住着一个孩子。

　　小心呵护，精心宠爱。

　　一生嘻嘻哈哈，童心不泯；哪怕白发苍苍，年逾古稀。

　　我们行至哪里，哪里就是最好的地方；时钟走到哪刻，哪刻就是最美的时光。

　　每时每地，皆是最好的安排。

　　前路是安全的，我们无所畏惧。

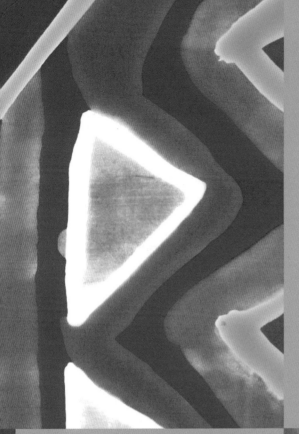

甜甜的嘴巴，是最好的礼物。

一句称赞，一句表扬，开心你我，其乐融融。

每句赞美，我都乐于接受，你来夸夸我，我会谢谢你。

第 178 日

各种困难，我都能轻松化解。

我的世界，再无坎坷荆棘，前路一片坦途，我无所畏惧。

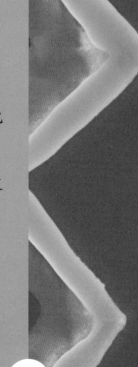

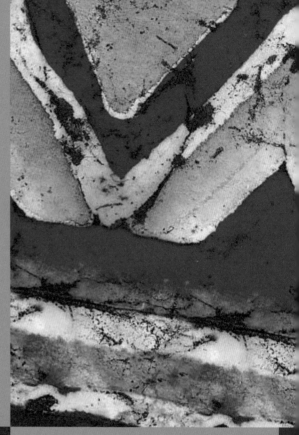

第 179 日

　　我的内心，淡泊而宁静。

　　我的心情，安然又淡定。

　　我的思绪，专注且凝一。

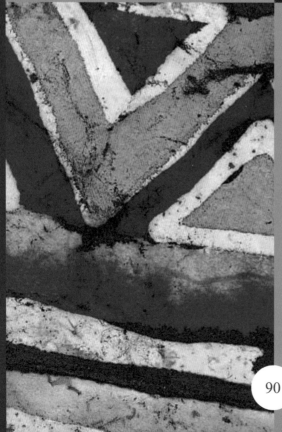

第 180 日

　　天地恩赐的爱与宁静，萦绕在我四周，将我紧紧环抱；住在我的心里，与我紧密合一。

　　对于生命的美好进程，我始终相信。

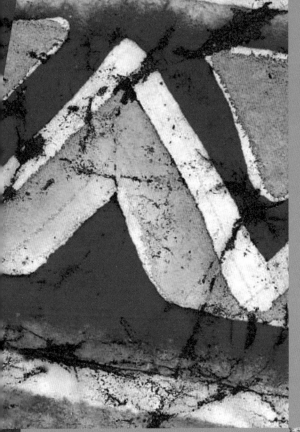

　　此刻阳光和煦，何不外出散步？

　　节奏轻快，步履轻盈，让身体呼吸清爽的空气，为灵魂注入新鲜的动力。

第 182 日

　　以自己的双手，用自己的能力，创造想要的一切，让想法变为现实。

　　凡是心中所愿，都可亲手实现。

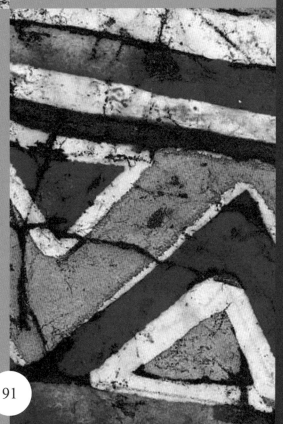

我的自我肯定语
365 Daily Affirmations

我的自我肯定语
365 Daily Affirmations

以 365 天积极的自我肯定，换得 365 天不间断的缤纷世界和蓬勃愉悦。

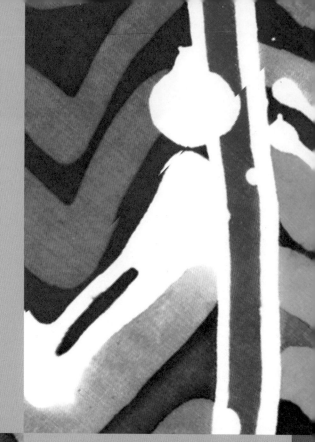

每一时，每一刻，我都行走在通往目标的道路上。

坚定如一，步伐不停。

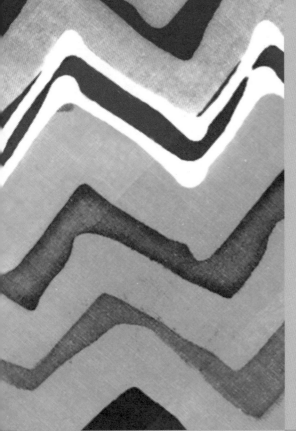

今天的我，已褪去昨日身影；过去如何，并不能将我定义。

我要大声宣布：

我就是我，自由独立；

不问过往，时时焕新！

第 186 日

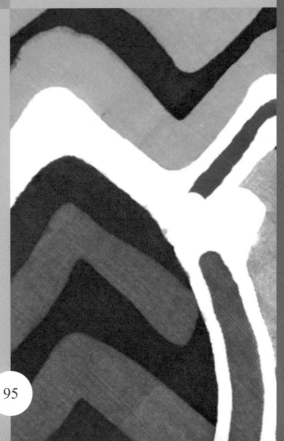

今天给内心做个大扫除！

扔掉旧规，抹去消极。

腾出大大的空间，摆放崭新的思想，铺满阳光的心情。

把上天赠我的礼物分成三份：一份浓浓关爱，一份安宁和谐，还有一份喜悦开心。

平均摊开，整整齐齐，全部收入囊中，生活完美平衡。

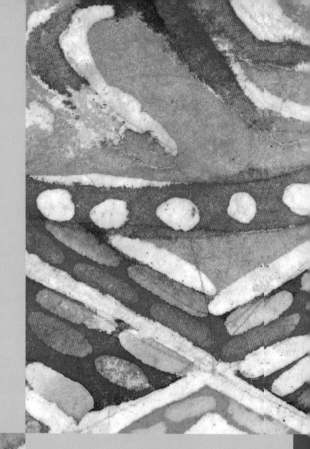

不怨天，不尤人。

少一句埋怨，多一分理解。

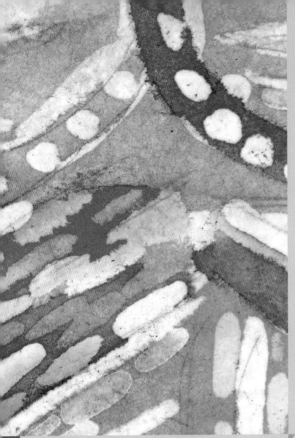

世间的美好有很多种，我是其中一个。

优秀的人有很多，我有我的特长。

越爱自己，越无压力；欣赏自我，轻松生活。

第 190 日

天地以神奇之功，创造出我小小的生命。

它一点点壮大，一点点成长，如今已强大如天地，拥有无限能量。

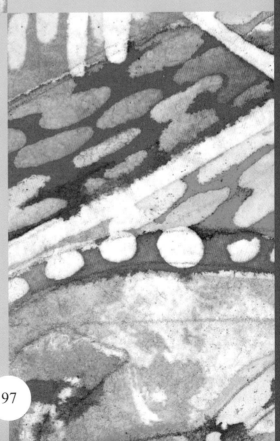

97

我走的每一步，都沿着理想的方向；我选的每条路，都通向期望的地方。

自己的坚定，就是最好的决定。

我求我之所欲：

不多不少，不贪不惧；

凡我所需，天地必予；

不争不抢，不燥不急。

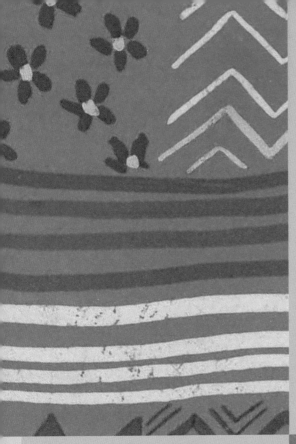

第 193 日

欣欣然，我伸出援手；乐呵呵，我热爱助人。

无论何时，无论何处，愿我一臂之力能够助人减轻一点点包袱，卸下一丝丝压力。

第 194 日

对世间，对生活，我的认知与理解，明了清晰。

世间世事变迁，生活日新月异，我所想所思，随时代而动。

不陈腐，不守旧，不止步。

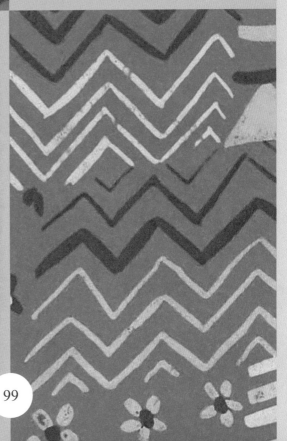

第 195 日

给自己一片创可贴，
贴住曾经的伤口，愈合
他日的疼痛。

给他人一杯热咖啡，
焐暖过往的寒痛，从此，
我无惧今后的风雨。

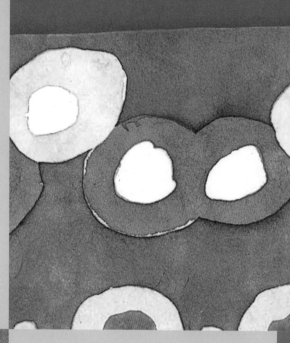

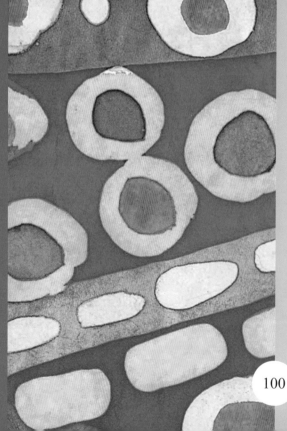

第 196 日

每一秒，都是新鲜
的体验；每一分，都是
崭新的起点！

生活是甜甜的珍珠
奶茶，咕咚咕咚，畅饮
接踵而至的惊喜。

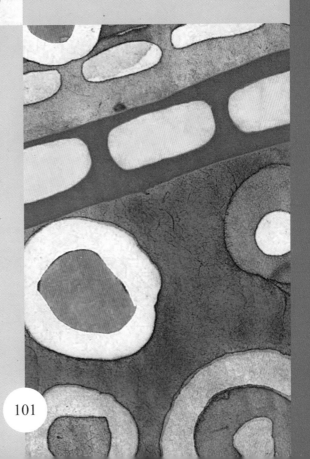

爱我所爱，爱我所做。
镜中的我，光彩熠熠。
手中的事，充满价值。

第 198 日

实打实的健康体魄，
百分百的饱满精神，都
是我的日常状态，也是
我的天然属性。

好兄弟，懂我难处；
好闺蜜，知我所需。
　　我有全世界最好的
朋友，风雪中为我送暖，
暗夜中为我掌灯。

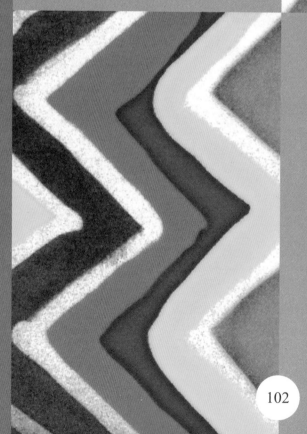

愈合伤口，要从内心
开始；接受改变，要从意
识出发。
　　内在世界是外部变
化的源头。
　　日升日落，光阴流逝。
　　现在的我，懂得更加
强烈地去感知。

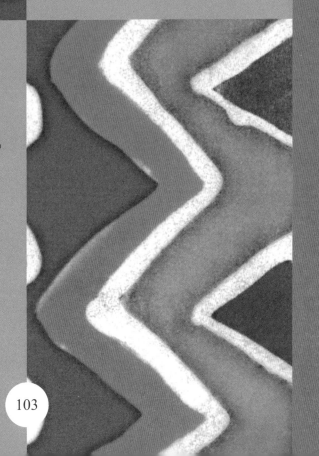

第201日

我与自己，互为知己。

在朝夕相处里发掘对方的美好，在亲密无间中发现相互的价值。

第202日

尝试新点子，实践新思路。

今日开辟新航道，我来掌舵与领航。

第 203 日

强大的心灵，为我穿戴最佳装备；强劲的大脑，给我提供最优能量。

二者齐备，我的生活生机盎然，被爱包围。

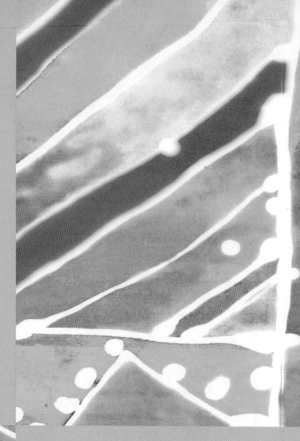

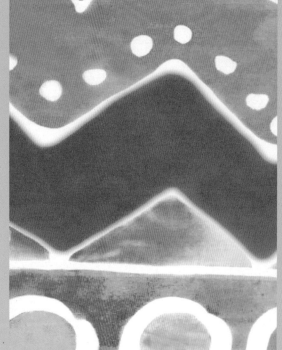

第 204 日

心与身体，完美协同。

我自平衡，和谐安稳。

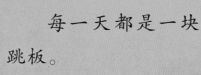

　　每一天都是一块跳板。

　　今天蓄势发力，为的是跃向明日的全新思维，创出更大辉煌。

　　你问我为何闪闪发亮？

　　健康的体魄给我满面容光，舒畅的心情让我笑容清朗。

　　我的内心宁静祥和，我的生活蒸蒸日上。

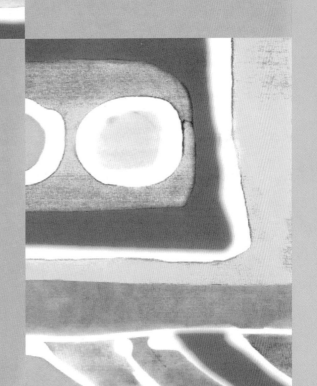

105

第 207 日

每一次跨越，都是阅历的丰富；每一次跌倒，都是经验的累积。

凡所经历，皆是宝藏。

为进取提供宝贵营养，为成长引领积极方向。

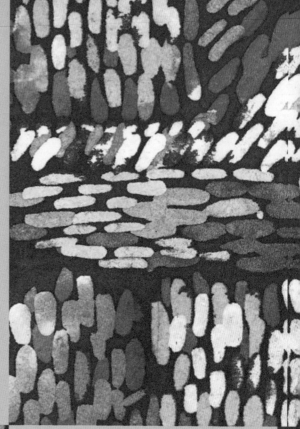

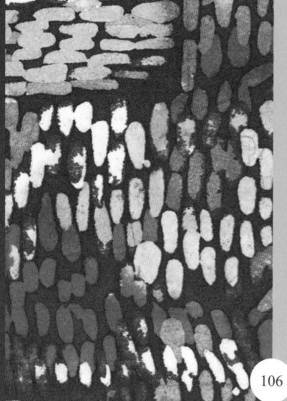

第 208 日

小小一间办公室，装不下奋斗的美丽，盛不下拼搏的快乐！

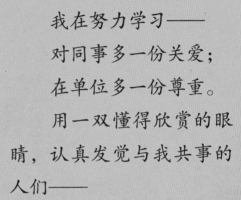

我在努力学习——
对同事多一份关爱；
在单位多一份尊重。
用一双懂得欣赏的眼睛，认真发觉与我共事的人们——

多么优秀，多么闪烁！

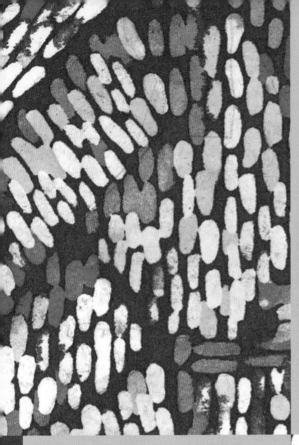

我是海洋，容纳百川，滋润万物；我是太阳，温暖大地，给予热量。

我愿做所有人的海洋与太阳，包括你，包括他，亦包括我。

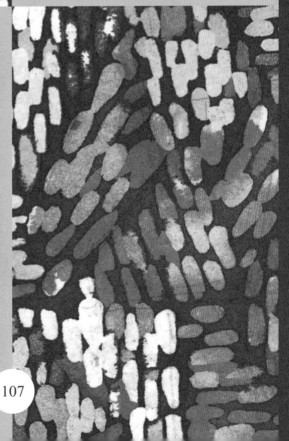

如果奇迹发生，我不会惊讶，毕竟生活本就有魔法。

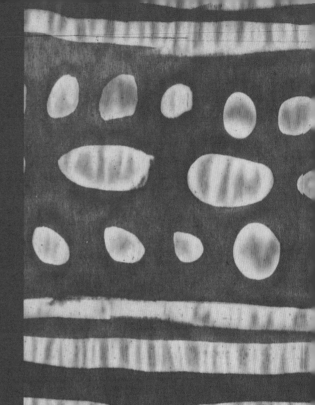

开心，就让笑声充分释放；难过，就让泪水肆意流淌。

敢于流露真情，生活才能治愈。

保持笑声明朗，保持热泪盈眶。

不必忍，不必扛！

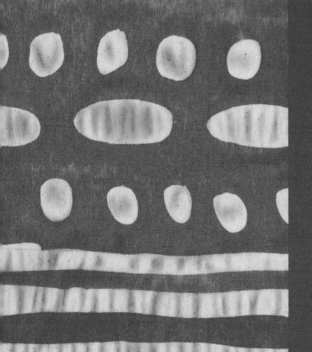

选择题：新的一天，如何度过？

A. 闷闷不乐

B. 喜气洋洋

不管沮丧还是开心，都是生活中的一天。

是辜负春光，还是拥抱阳光？

此刻，相信你心中已有了选项。

第 214 日

我的人生，由我把握。

奔跑中，补充续航的动力；拼搏中，恢复消耗的能量。

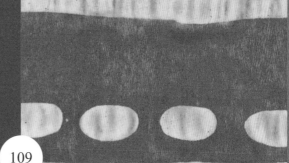

为自己亮一盏绿灯，鼓励自己向前跑、向前冲。

冲过终点的红线，带着喜悦的心情，迎接全新的征程。

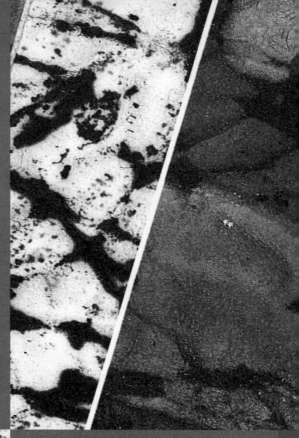

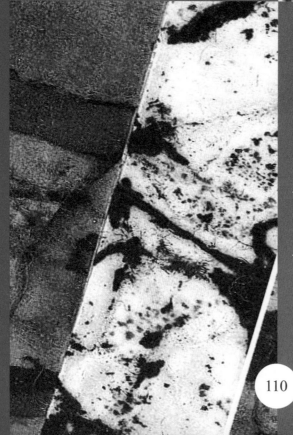

在工作中，我很幸运。

我的价值，有人赏识，我的声音，有人倾听。

认真对待生活中每分每秒，生活亦会平等给我回报。

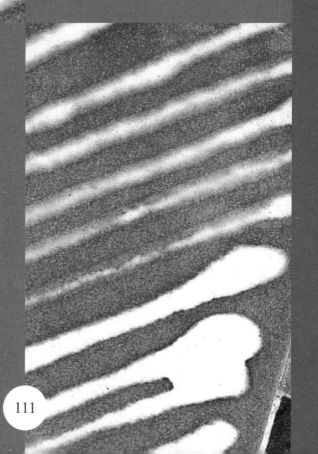

　　身体是内心的一面镜子。

　　外在的身体健全、元气满满，源于我心灵的丰沛充盈、阳光积极。

第 218 日

　　行走天地间，我与真理为伴。

　　生活每一天，我与快乐相伴。

第 219 日

　　我是一颗幸运星，照到谁，就为谁带来好运与成功。

　　凡被我照到的人，也收获同样的神力，他将光芒照向我，助我成功、为我增运。

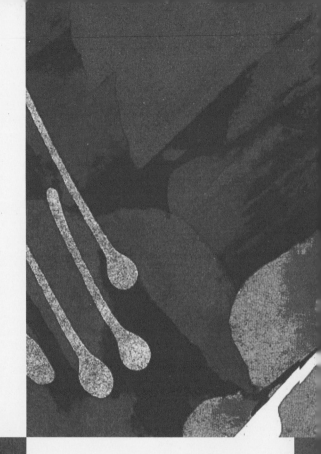

第 220 日

　　不要犹豫，不必怀疑。此刻的我，恰是在对的地点、对的时间，做着对的事情。

112

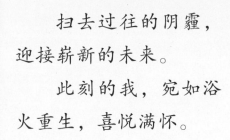

　　扫去过往的阴霾，迎接崭新的未来。

　　此刻的我，宛如浴火重生，喜悦满怀。

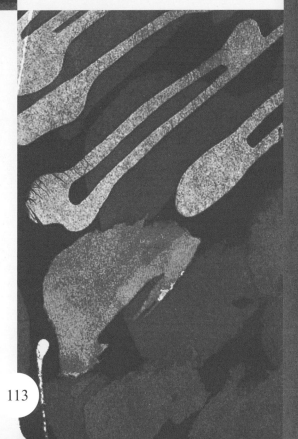

　　是恼人的雨滴，也是"叮咚"的音符；是轰鸣的雷声，也是豪迈的鼓音。

　　天气无所谓"好""坏"。

　　心中有晴天，风雨变彩虹。

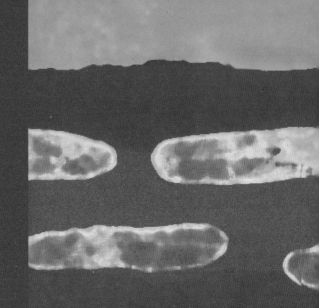

第 223 日

期待越高，失望越大。

清除无谓的幻想与期待，相信生活会给我最好的安排。

第 224 日

五大洲，四大洋，放眼四海皆亲人。

全球人类是一家，同住小小地球村。

我有宇宙之能量，天地之智慧。

凡我所需，尽在掌握。

第 226 日

侧耳朝向自我的内心，听它倾吐，听它诉说。

听着听着，豁然开朗。

所有困惑都找到答案，所有迷茫都找到方向。

第 227 日

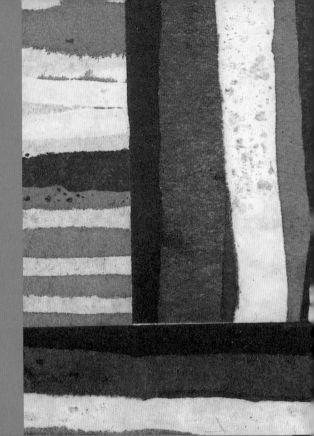

　　守时是可贵的品质。

　　按时赴约，准时出现，就是在告诉对方：

　　"于我而言，你很重要。"

第 228 日

　　人与人相处，真情要流露。

　　点头之交，也需要一份诚意；亲密无间，更需要一颗真心。

我是一片暖宝宝，给你最暖的关爱；我是一朵太阳花，绽放最美的微笑。

我爱大家，大家也爱我。

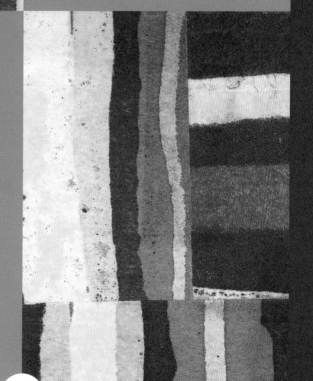

第 230 日

我轻盈的身体好似一张飞毯，无论我想去哪里，它都能翩然把我带到目的地。

轻松，惬意，不费吹灰之力。

第 231 日

　　亲情的力量是肥沃的土壤；家人的关怀是温暖的阳光。

　　我是一棵小树，在爱中茁壮成长，无惧风霜雨雪，家是我最坚实的依傍。

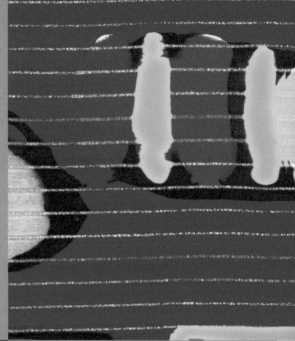

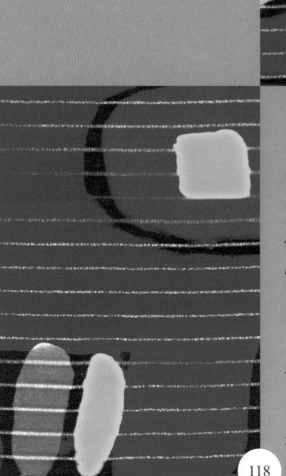

第 232 日

　　过度恐惧、过分怀疑，是两只狡猾的邪魔，悄无声息地攻占我们的大脑，钻进我们的内心。

　　我毫不客气，将它们远远赶跑。

　　拒绝杞人忧天，拒绝庸人自扰。

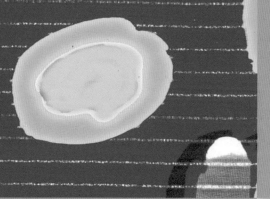

每天清晨醒来，迎接全新一天。

眼中充满愉悦，心中满是期待。

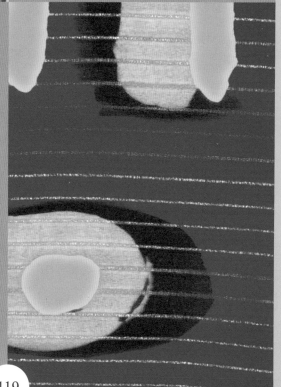

第 234 日

伴着清晨第一缕阳光，我张开双眼，满心喜悦。

我来了，新的一天，新的世界！

努力拥抱所有的缤纷，尽力奔赴全部的美好！

第 235 日

　　这世界，之于暗淡的眼睛，沉闷无趣；之于亮丽的明眸，缤纷绚烂。
　　变幻的不是世界，是我们看待世界的双眼。

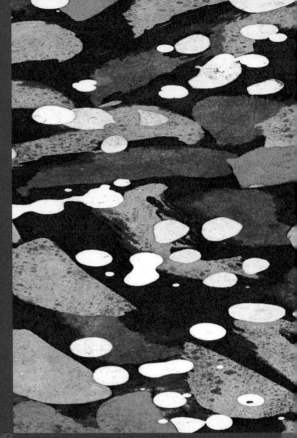

第 236 日

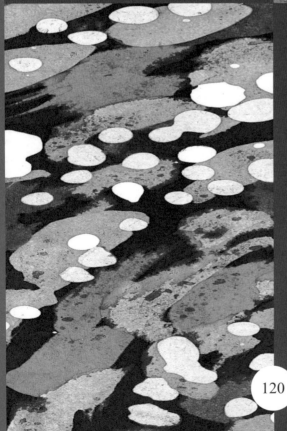

　　凡我所思，凡我所做，都无愧于心中的道德，都对得起高尚的人格。
　　走好人生路，离不开做人的原则。

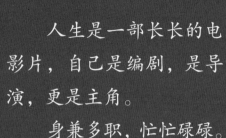

人生是一部长长的电影片，自己是编剧，是导演，更是主角。

身兼多职，忙忙碌碌。

演绎自己的故事，表达自己的体悟；塑造多彩的角色，拍好人生的大作。

我相信自己的内心，所以我常常侧耳倾听。

用爱，倾听内心的细语；用心，倾听内在的声音。

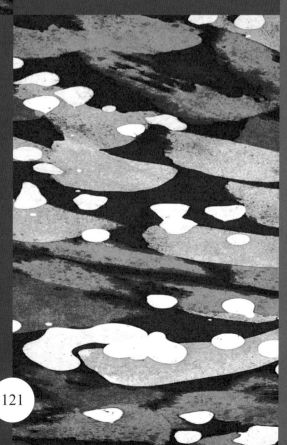

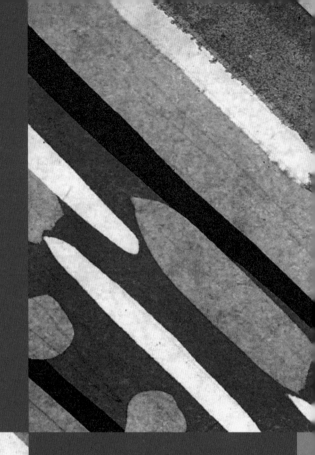

我爱自己的哪般模样?

恰是此时此刻镜中的模样,真实而完满。

无须刻意改变,无须藻饰假装。

第 240 日

与家人、与伴侣、与同事、与友人,融洽共处,其乐无匹。

每时每刻,畅快愉悦,身边徐徐吹来亲肤的微风。

122

爱家人，是爱他们真实的模样。

不用自己的标准武断评判；不以自己的好恶妄加判断。

爱是包容，是接纳，不是蛮横的颐指气使。

自己做自己的良医，自己照料自己偶尔抱恙的身体，照顾自己时而失落的情绪，疗愈自己间或受伤的心灵。

这感觉真不错！

生活的舞台缤纷绚丽，台上的我喜悦而轻盈。

踏着动人的节拍，舞出最美的人生。

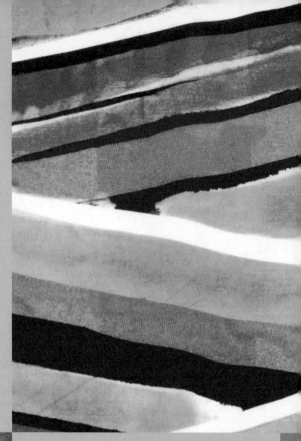

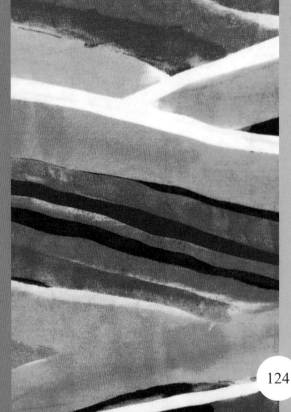

今天又是神奇的一天！

需要掌握的知识、需要了解的信息，踏破铁鞋无觅处，得来全不费工夫。

我感到轻松愉悦，欢欣鼓舞。

第 245 日

心中繁花似锦，眼前一片芬芳。

第 246 日

世界很大，八十亿张不同的面孔，五大洲的角角落落，还有那数不清的万事万物。

世界又很小，因为有爱，爱化成纽带，将心与心相连，筑成一个小小的地球村。

广阔天地间，浩瀚宇宙中，我优哉游哉，安逸自得。

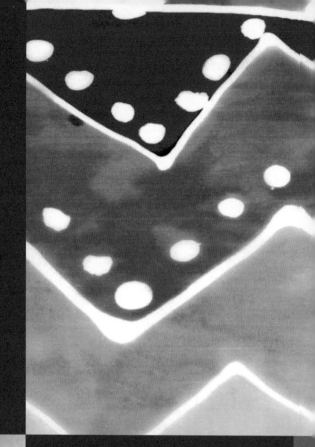

无论我选择哪一领域，我都拥有最充足的光阴，让我书写最新奇的创意，让我表达最独特的自己。

我随时张开双臂，接收生活赠予我的丰厚礼物。

欣然，坦然，全盘接受，我的生活丰满而充盈。

第 250 日

机遇无限，选择无穷。

懂得把握，人生开阔。

我深深地相信，人
与人之间，要相互祝福，
相互打气，给对方支持，
为彼此助力。

我将这一信条变成
行动，落实到每一天，
落实给每一人。

第 252 日

我的骄傲，源自我
的平静。

静观生命中潮起
潮落，淡看生活中云
卷云舒。

完美的身体，健康的体魄，承载我的生命，承托我的灵魂。

此生无恙，何其有幸！

一分能量加一分智慧，是一加一大于二的魔法。

能量在手，是助我茁壮成长的动力；智慧在心，是护我生命安全的铠甲。

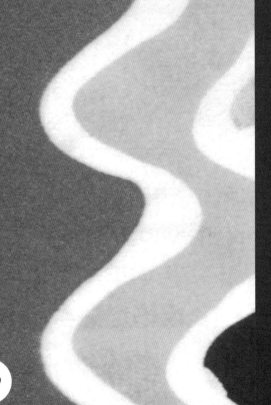

不攀比，不嫉妒，
不眼红，不羡慕。
做好我自己，专注
眼前事；享受我所有，
知足而常乐。

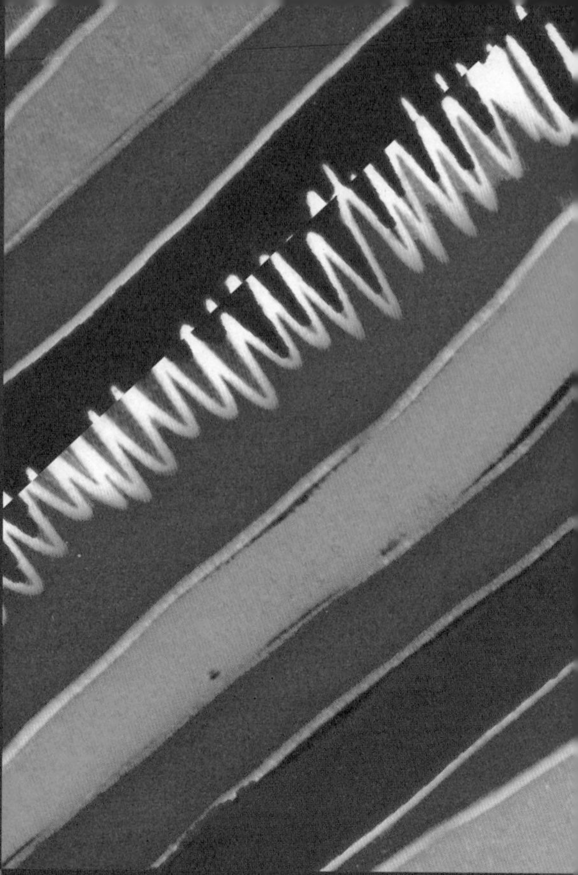

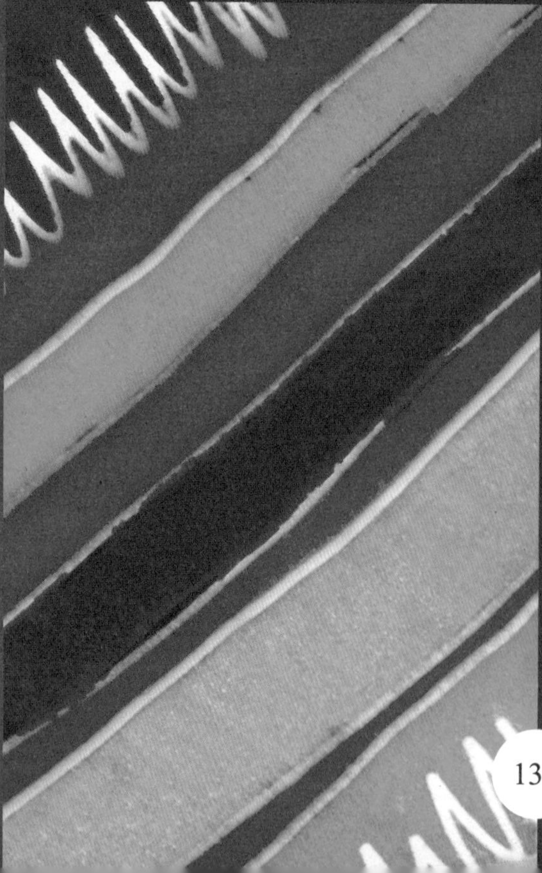

第 256 日

假如开设一门课程，
讲授如何更爱自己，我
愿随时走进课堂，穷极
一生认真学习。

不蔽人之善，不言人之恶。

侧耳听人语，用心来共情。

生活的下一站，总会更美好。

每一个新日出，总会更绚烂。

我对此深有体会，那么你呢？

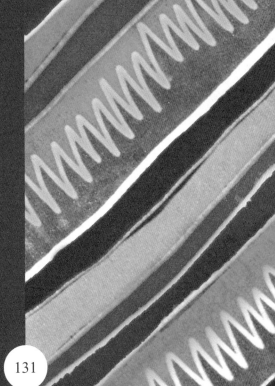

将全新的视角，注入我的双眸。

重新张开双眼，勾勒理想世界。

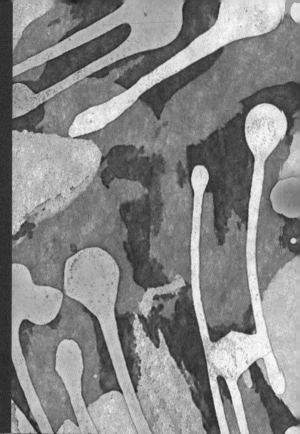

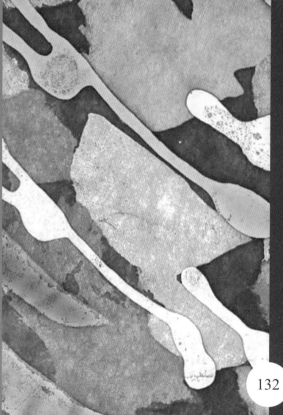

第 260 日

对于已经拥有的一切，我懂得知足，故而常乐。

对于可能面对的挑战，我欣然接受，故而无畏。

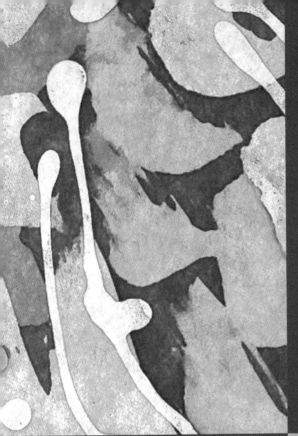

我乐于踏上新的道路,换个方向,通向财富。

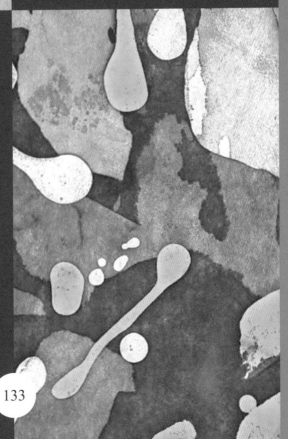

第 262 日

今天过得非常快乐!

当然,这要完全归功于自我。

精彩或暗淡,靠自己来决定;甜蜜或苦涩,靠自己来选择。

第 263 日

能量的核心，汇聚在哪里？

就在现在，就在此刻，把握眼前的每一分钟。

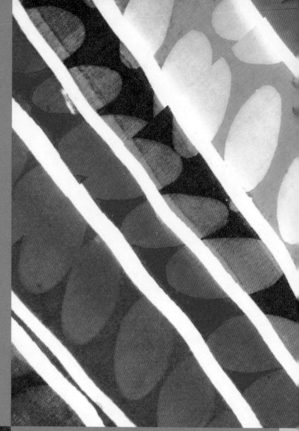

第 264 日

镜中的自己，是智慧与美的化身，如此耀眼，非同凡人。

与镜中的自己对望，彼此凝视，熠熠生光。

134

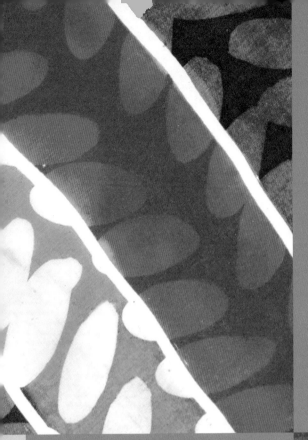

对人多一分帮助，自己就多一分兴旺；对人多一些关怀，自己就多一些成长。

我的世界，是共赢的世界。

赠人玫瑰，手留余香。

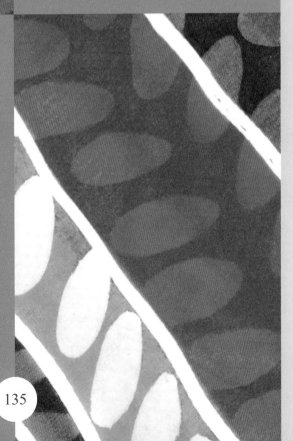

第 266 日

一路走来，生活给我的：

只有欢笑，从无泪水；

只有关爱，从无伤害。

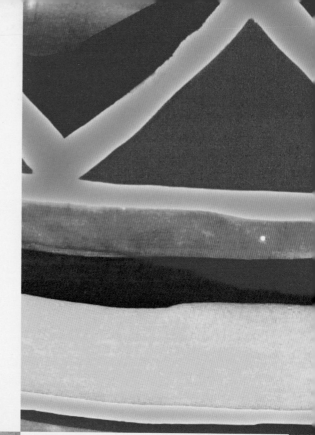

过往的阴霾，如讨厌的魔鬼，总在夜深人静时分，爬上我的床铺。

我用温暖的棉被，阻挡它的入侵。

忘记过去的噩梦，享受此刻的温馨，

我酣然入眠。

保持无畏无惧，无论身在何处。

安全感不是外部的赏赐，而是自己给自己的礼物。

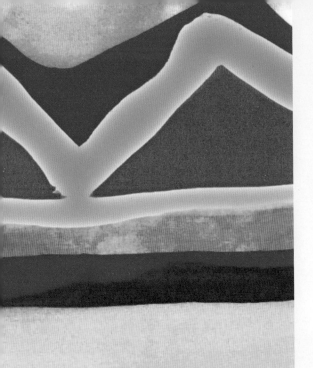

　　无论是天地的恩赐，还是生活的馈赠，只要饱含爱意，我都心怀感激。

第 270 日

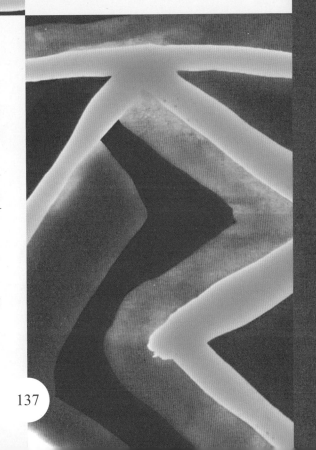

　　我看得到自己的方式，认得清自己的习惯。

　　无须循规蹈矩，随我心意变幻。

　　不尴尬，不焦躁，大大方方，无惧别人的眼光。

让爱汇聚成河，肆意流淌，滋润心田。

上游补给爱的水源，滔滔不息，永不枯竭。

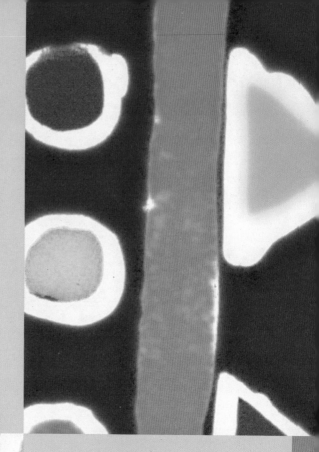

忘却过去的遗憾，转身与自己握手言和。

卸下内心的枷锁，给自己松绑，让自己完全解脱。

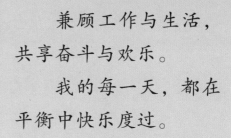

第 273 日

　　兼顾工作与生活，共享奋斗与欢乐。

　　我的每一天，都在平衡中快乐度过。

第 274 日

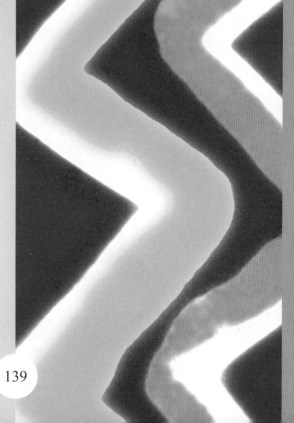

　　上天示意我望向人间，我看到一对夫妇。

　　我向上天许愿：可否让他们做我的父母？

　　上天问我何故？

　　因为他们脸上有爱，会陪我体验美好的人生；眼中有光，能伴我走好人生之路。

第 275 日

今天，天朗气清，
一切安好。
　　未来，阳光更暖，
惊喜不断。

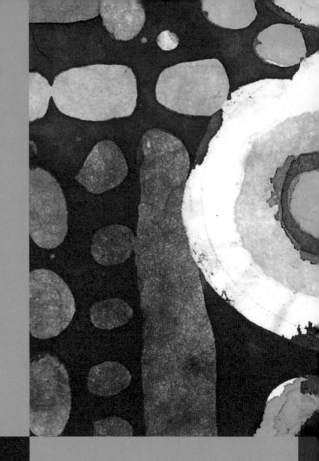

第 276 日

　　优秀如我，处处井
然有条，事事安排有序。
　　生活轻松而惬意，
都由我一手打理。

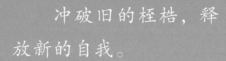

冲破旧的桎梏，释放新的自我。

我为自己代言，以最随性的声音，用最创意的舞步。

第 278 日

别具一格的才华，与众不同的才能，如两道强烈的电波，从大脑流遍我全身。

肆意迸发，尽情表达，光彩夺目，心满意足。

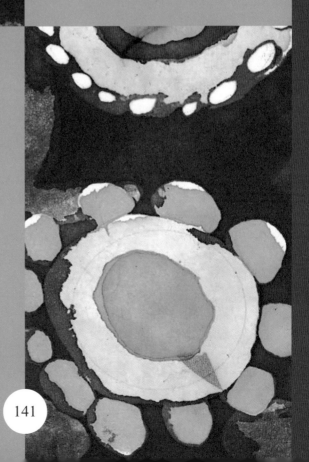

141

时刻换上新的视角，
随时张开新的双眼，世
界大不相同，瞬间万变。
抬头是无垠蓝天，
低头是鲜花遍野。

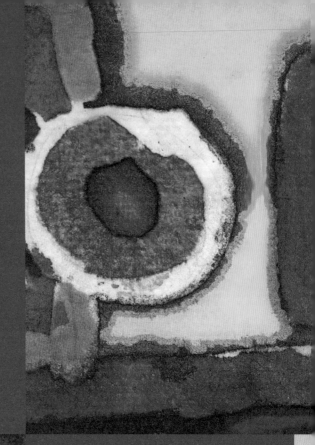

我为自己打出满分，
是在哪一天？
在昨天，在今天，
在今后生活中的每一天。

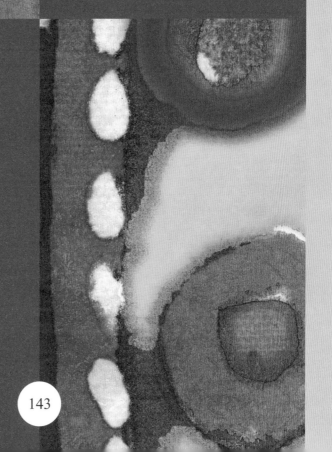

生活是一场盛大的派对，亲朋满座，畅享聚会。

甜甜的蛋糕要与大家分享，欢乐的歌曲要与大家同唱。

从今开始，拒绝自卑。

今天的我正在通往明天的彼岸，未来的我注定闪闪发光，熠熠生辉。

第 283 日

　　我有随时上扬的嘴角，也有朝气蓬勃的活力。

　　我与生活，无须太多磨合。

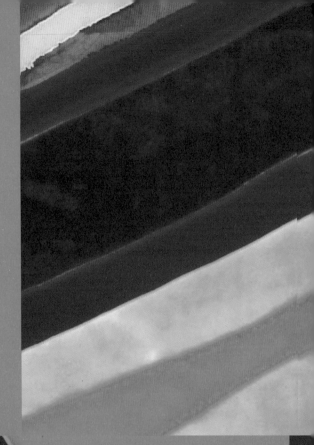

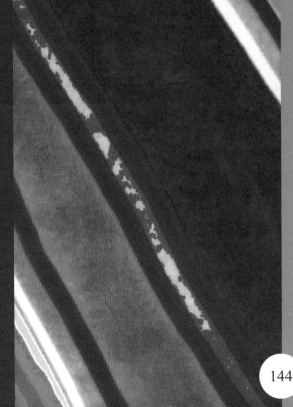

第 284 日

　　我在对你微笑，你也把笑回给我；我在对他伸手，他也把手伸给我。

　　同时同步，宛如镜像。

　　真善美的面庞，永远不会照出恶意。

　　我的世界温柔而安全，我很放心。

带着智慧走过所有的往日，抱着爱心体会所有的点滴。

再来一分从容与不迫，漫漫一路，游刃有余。

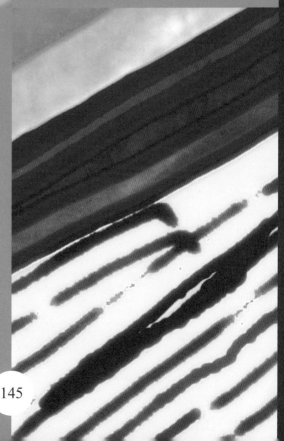

第 286 日

向着阳光的方向思考，才能愉悦身心，轻松自我。

哪怕一句丧气的话语、一个消极的念头，都是吃人的洪水猛兽，全身的细胞都会遭殃，无法抵挡。

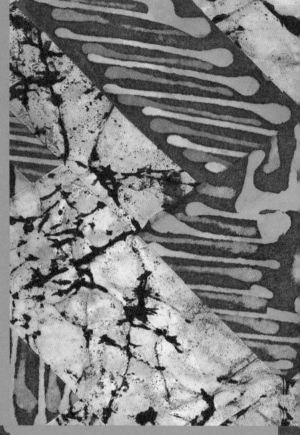

扩大生活的疆界，
设好心灵的门槛。

广纳一切美好的
点滴，阻挡所有灰色
的阴影。

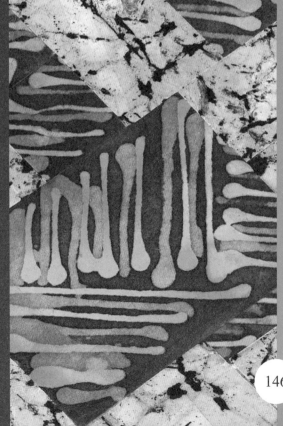

第 288 日

天地之间，和合
一片；宇宙万物，处
处和谐。

我身处其间，融
进这祥和的世界里。

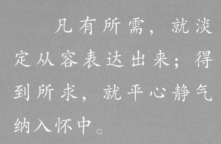

第 289 日

凡有所需，就淡定从容表达出来；得到所求，就平心静气纳入怀中。

何必委屈和沉默，我值得被生活宠爱。

第 290 日

与人共事，既是生活的组成部分，

更是生活的意义所在。

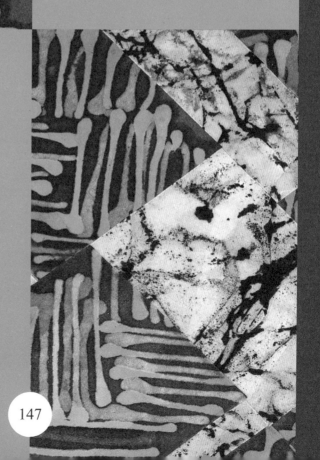

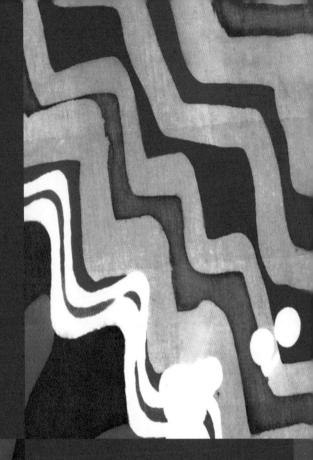

我喜欢身边的每一个人。

在健康的人际关系中，我收获养分，如沐春风。

我懂得爱，故值得被爱。

爱就萦绕在我身边，用温柔的臂膀将我紧紧拥抱。

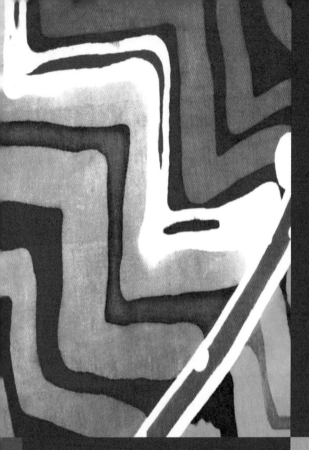

闭上双眼，深深呼吸，为全身注入生命的氧气。

徐徐吐纳，用心感受，让身体、大脑和心灵彻底放松，不再焦虑。

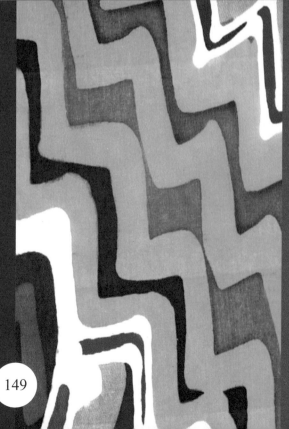

第 294 日

忙碌的日子里也要找个时间，晒晒太阳，沐浴阳光。

让爱洒满心房，再把心情点亮。

嗯，果然又是美妙的一天！

我的心中，有一座加工厂。

将所有加诸我的误会与诋毁，统统放到流水线上，去除消极与否定，加上积极与赞赏，涂上正面的肯定，伴着阳光出厂。

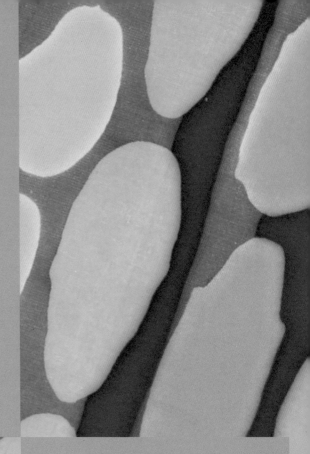

这世界的万般美好，充实丰盈，都有属于我的一份。

这是我与生俱来的权利，不必怀疑。

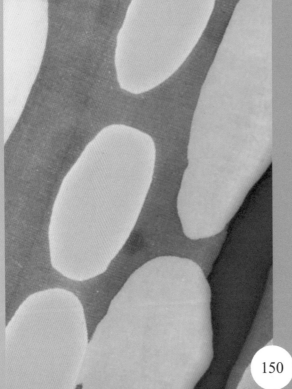

我用最强大的能量，带我奔向最好的自己。

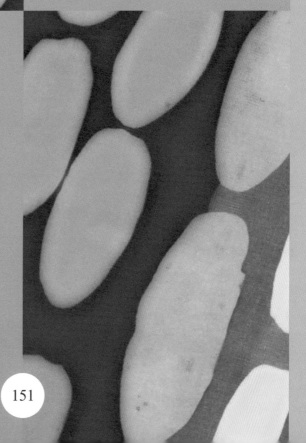

第 298 日

我是大魔法师，能缔造自己的魔法世界。

轻轻一点，帷幕打开，通向宇宙的大门开启，迎接来自浩瀚宇宙的诸多神奇。

放松下来，探索内心。

发现自己别样的能力，挖掘自我独特的价值。

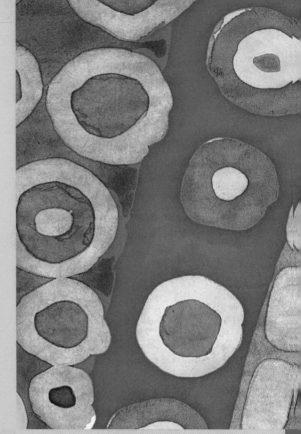

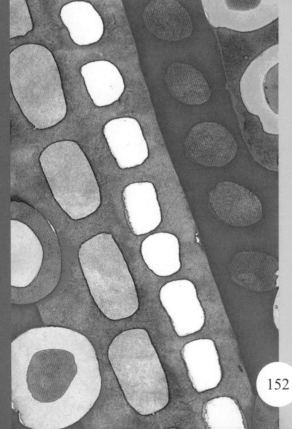

生活是爱我的：

它会为我扫除一切障碍，让我不去碰壁受伤；

它会替我铺好一路坦途，让我不再跌跌撞撞。

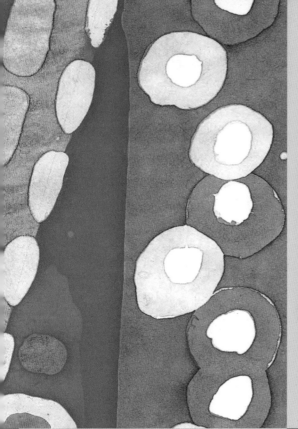

我用爱，把家塞得满满当当。

墙壁有了爱，不再冷冰冰、硬邦邦；房间有了爱，立刻暖洋洋、亮堂堂。

打开窗，屋里洒满阳光；感受爱，温暖溢满心房。

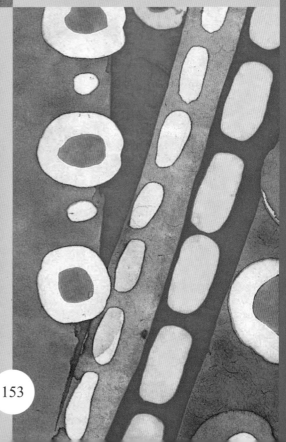

每完成一件事，我都为自己竖个大拇指。

给自己欣赏，给自己肯定，毕竟，生命中重要的人，是他，是你，但更是我自己。

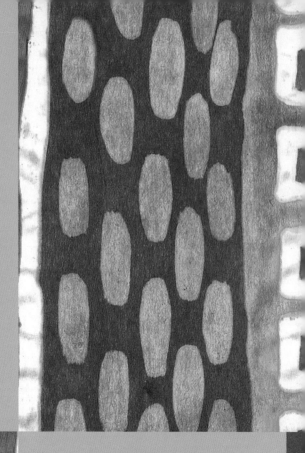

第 303 日

听到对方一声"对不起",懂得回以一句"没关系"。

懂得原谅,天地变得愈发宽广;放松心情,生活就是完美模样。

第 304 日

找一个日子,放下工作,放下事务,扔掉烦恼,卸下包袱。

从早到晚,尽情畅玩,给自己松绑,让快乐永驻。

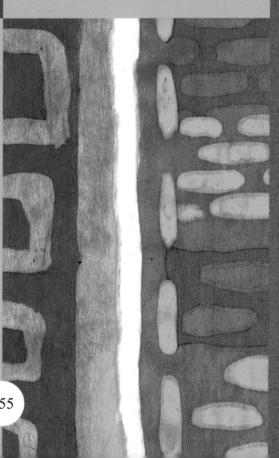

初来人间时，上天送我一个小瓶子，用来盛放快乐，收集惊喜。

小小的瓶子很快装满，幸福喜乐奔涌外溢。

我要向上天要个大瓶子，积攒余生更多的礼遇。

每一分，都是完美的机会；每一秒，都是绝好的时机。

把握当下，不负机遇。

做自己，做更好的自己！

每一把铁锁，都有开启的钥匙；每一个难题，都有解决的途径。

解题的关键，在于毕生学习。我不皱眉头，我从不发愁，学习轻松愉悦，充满乐趣。

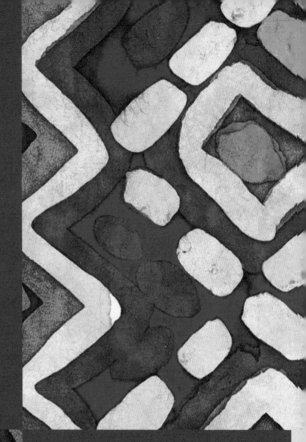

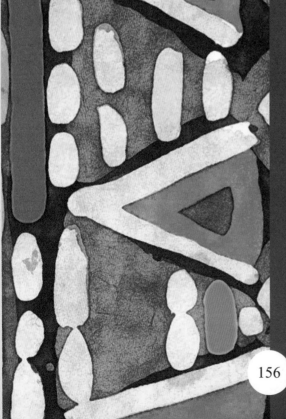

第 308 日

你问我最爱的饮品是什么？

我最爱水，水清凉甘甜，滋润心肺。

你问我保持健康的秘诀是什么？

大口！大杯！咕咚咕咚，多多喝水！

把双眼擦亮，保持敏锐的目光。

一不留神，一个打盹，机会就稍纵即逝，悄悄滑过你的身旁。

第 310 日

我乐意大方展示新的创意，也喜欢尽情迸发奇思妙想。

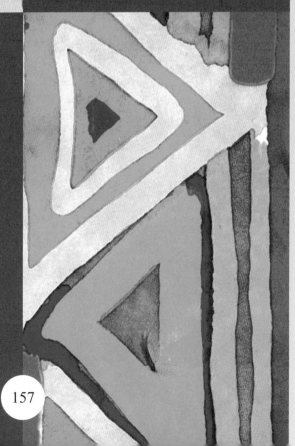

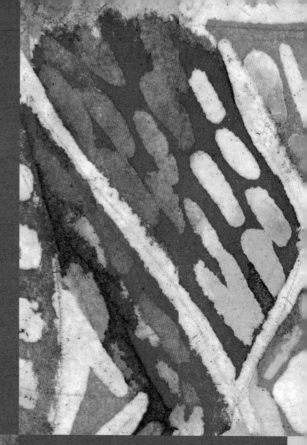

尊重你的与众不
同，但不纵容你的错误。

允许他走不同的道
路，但不放任他踏上
歧途。

我们同心一体，互
尊互助。

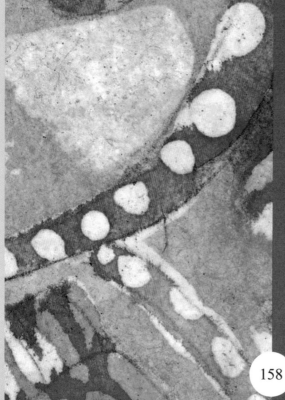

生活给我慷慨的馈
赠，晶晶亮亮，丰沛充盈。

周身满是爱，抬头
满是光；心中满是喜，
嘴角总上扬。

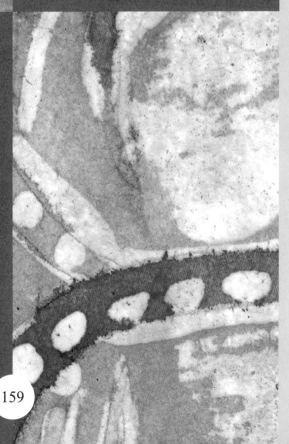

我相信天地的安排,也信赖宇宙的宠爱。

它会听到我的愿望,为我一一点亮。

第 314 日

多想有一副魔法眼镜,可以看到自己的不足,帮我找到前行的方向。

第 315 日

作为资深生活专
家，我得出结论：一
味捶胸顿足，毫无积
极用处。

自责无益，自省
即可！

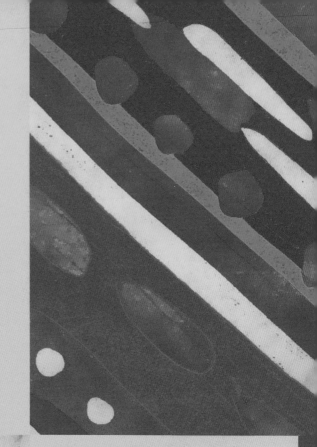

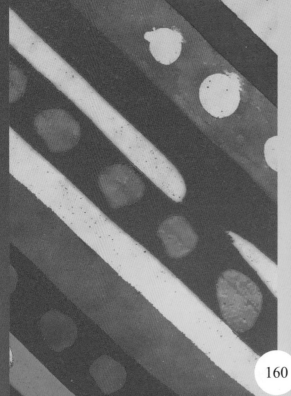

第 316 日

对自己认可，爱自
己所做。

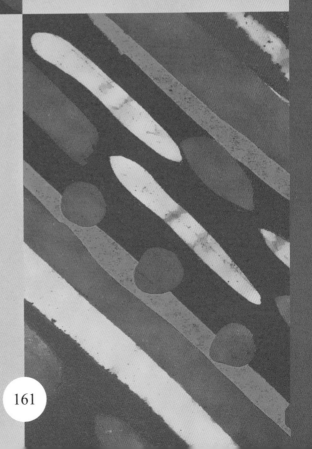

第 317 日

时刻保持敏锐的
大脑，每一个绝妙的
可能，都逃不过我的
神经末梢。

第 318 日

我拥有上天加持的
大脑，灵感的发动机不
停地运转，思维的高速
路毫无阻拦。

无须畏惧任何领域
的难题，轻松应对生活
中的任何挑战。

浩瀚天地间，凡事皆随缘。

不勉强，不苛求，试着与自我和解，学会释怀与放手。

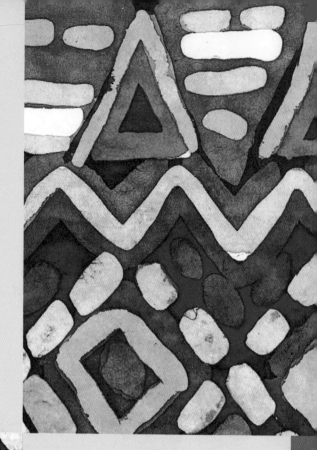

第 320 日

学会遗忘，就是打开一扇大门；泯然一笑，更好地拥抱所爱的人。

旧事不提，挥手过去；此时此刻，用爱把握。

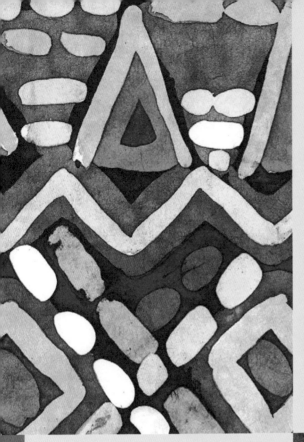

第 321 日

　　不做"社恐星人"，
我有神仙般的朋友圈，
其乐融融，一团和气。
　　我与期待中的人，
总是双向奔赴，相向
而行。

第 322 日

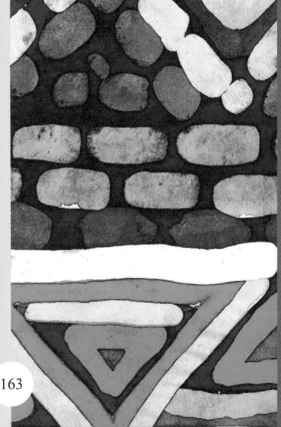

　　我的强大，源自我
的放心。
　　从不怀疑自己值得
被爱，从不怀疑我我值
得善待。
　　让我不要跌倒，佑
我不受伤害。

小猫小狗，小鱼小兔，给它十二分的爱护，换来一百分的陪伴。

是作伴，更是幸福，是萌宠，更是家人。

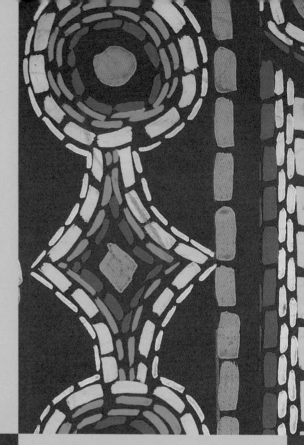

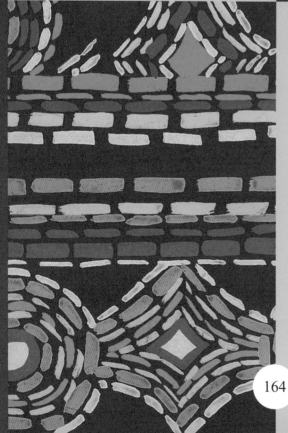

我有一份怎样的神仙工作！

成就满满，荷包鼓鼓。

昨天发誓要成为的人，会是明天此刻的自己。

我知道，我可以！

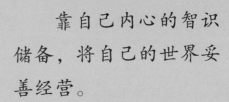

靠自己内心的智识储备，将自己的世界妥善经营。

生活经我之手，风生水起，繁花似锦。

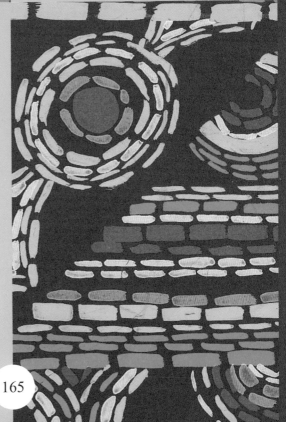

感谢阳光，给我明媚；感谢上天，给我生命。

生活，多美！活着，多好！

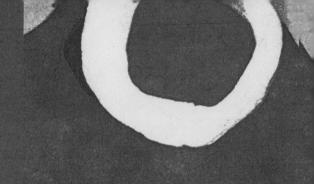

我善于发现每个人的闪光点，我懂得探索每件事的美好面。

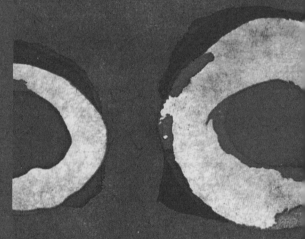

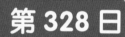

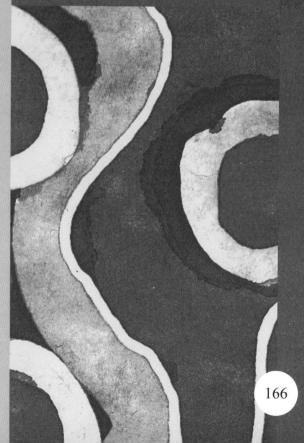

三餐用心，调养身体。

爱自己，从呵护全身每一个细胞做起。

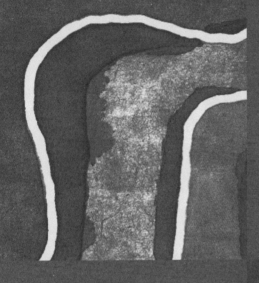

　　我的头顶，有天使守护。

　　它的光芒，护我穿越雨雪风霜；它的翅膀，载我飞往对的方向。

第 330 日

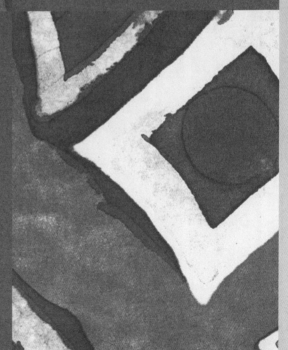

　　左邻，右里，热心肠，常帮忙。

　　爱，让近邻胜过远亲。

学习新知识，我很擅长！

吸收新概念，我很在行！

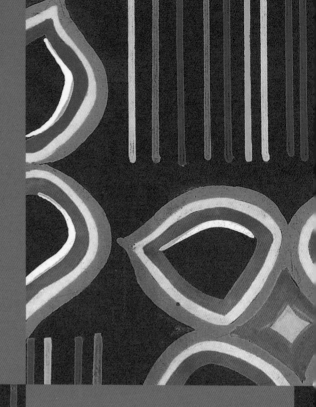

第 332 日

我从不隐藏自己的需要，总是大声说出，总是让人听到。

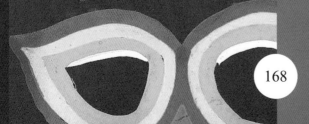

为双眸加上爱的滤镜，一瞬间，看到的所有人，都沐浴在轻柔的微风中，都笼罩在温暖的阳光里。

第 334 日

我是一棵大树，沐浴春风，又是新一轮枝繁叶茂，郁郁葱葱。

感谢你，生命！

让我如此苍翠，如此茂盛。

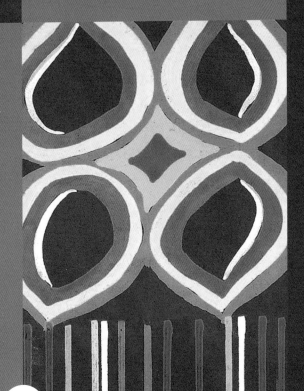

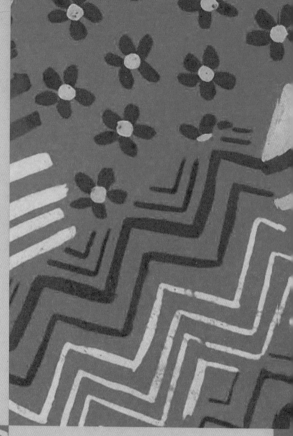

第 335 日

　　生活给我一双好鞋，
长途跋涉时我无惧泥泞；
生活给我一架扶梯，向
上攀登时我不会踩空。
　　我的每一步，都有
生活的坚实支撑。

第 336 日

　　勇于为自己代言，
大胆为自己发声。
　　这是我的权利，从
不怀疑。

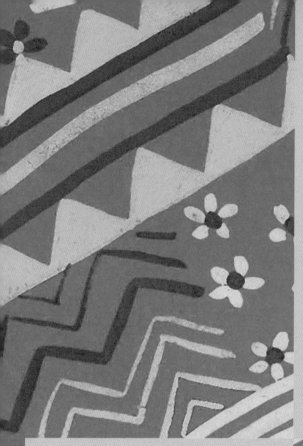

我在哪里看到爱?

在每一朵鲜花的芬芳中;

在每一缕阳光的热情里;

在每一抹月色的轻柔中;

在每一次相逢的笑眼里。

第 338 日

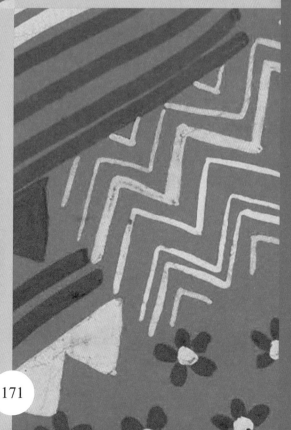

紧张时,你一只手搭在我肩上,为我加油打气;受伤时,他一只手轻抚我头,替我抚平伤口。

我的世界安全感满满,感谢你们温柔的双手。

一声"谢谢",送给身边的每一个人,感谢你们的温情与善良,感谢你们的肯定与褒扬。

有你们同行,我满心感恩。

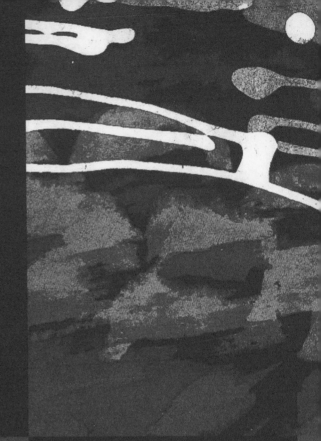

第 340 日

我有足够的勇气,敢于描画比现实更大的理想。

我有足够的能力,能够创造比期望更大的成绩。

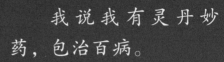

我说我有灵丹妙药，包治百病。

你连连摆手，满脸不信。

这灵丹，是阳光的心态；这妙药，是畅快的心情。

天天坚持服用，全身充满活力。

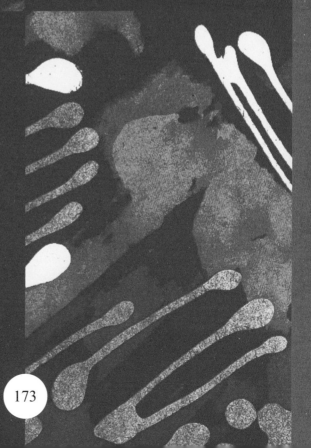

听到别人的表扬与夸赞，我微笑道谢，大大方方。

不必过分谦虚，不必否定自己，美丽如我，值得拥有美好的赞许。

173

变化而已，不必不安，无须惊慌。

世间万物皆会变，我自安然无恙。

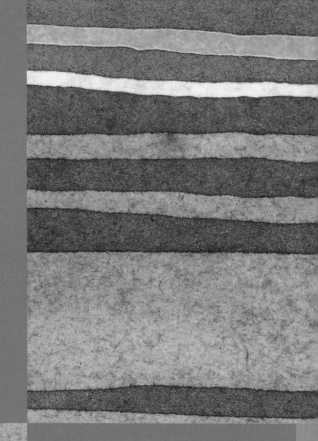

三餐，要美味，更要营养；饮料，要好喝，更要健康。

身体累了，就闭上眼睛打个盹；心灵疲了，就收拾心情放轻松。

我要一直宠爱自己。

无论我选择怎样的思想，抑或我选择怎样的信仰，宇宙都用它宽厚坚实的臂膀，无条件地支持我。

对拖拖拉拉摇头，向磨磨蹭蹭说"不！"。

不做"拖延症"患者，我行动果断，做事迅速。

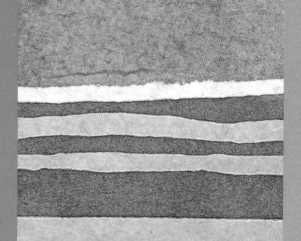

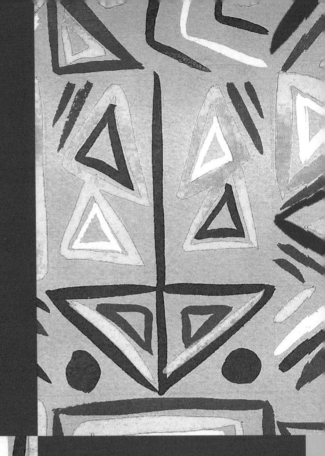

第 347 日

何其幸运！

我的每段经历，都成就感十足，收获感满满。

我对生活投入认真与勤勉，生活给予我丰厚的回报和大大的奖杯。

第 348 日

我爱我的父母，所以常鼓励他们：

要自由，要洒脱，要过自己精彩的生活。莫要两颗心全扑在我身上，切勿一味付出而忘却了自我。

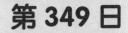

把最饱满的微笑挂在嘴角,无论身在何时,无论走到哪里。

因为快乐就住在我心里,伴我行走四方,与我形影不离。

第 350 日

用心中满满的爱,为新的一天祈愿。

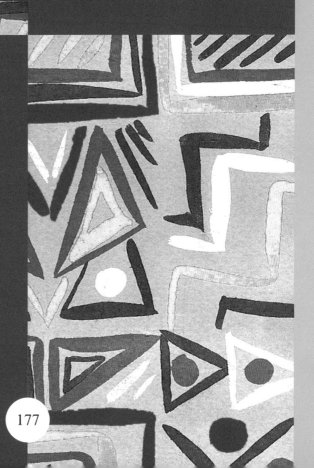

真心爱自己，日日都能愉悦甘甜，事事都可顺遂心愿。

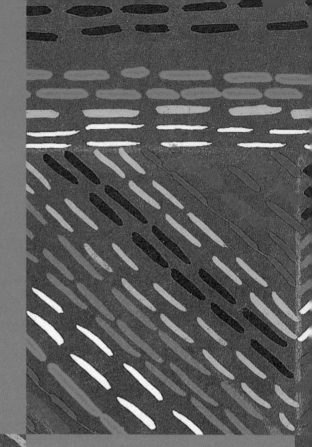

第 352 日

心是泉眼，源源淌出爱的泉水；汇聚成溪，潺潺滋润清凉山涧。

我安然躺在溪水之中，盈盈清泉冲掉我满身的泥泞，悦耳叮咚愈合了我内心的疤痕。

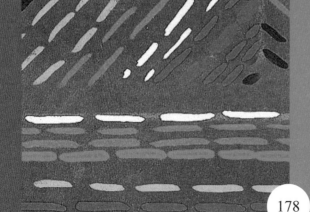

世事皆变，唯一不变的是变化。

坦然面对一切变化，不惊不惧。

卸下不安的枷锁，让内心解放；笑对生活的不同，体验天地的宽广。

存在，总有其合理性；万事，皆有其目的性。

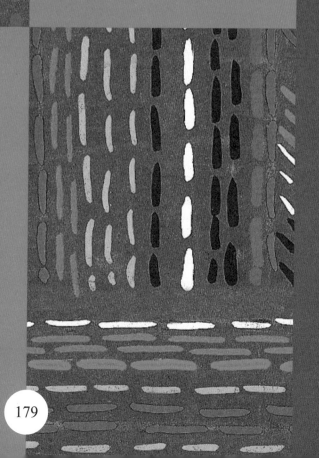

179

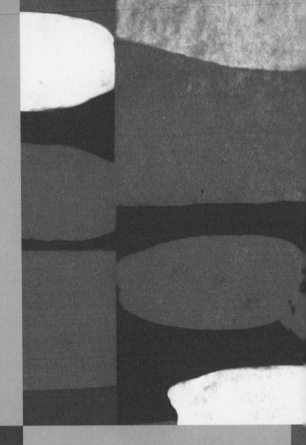

第 355 日

清晨第一缕阳光，
轻轻把我叫醒，照例送
上每日一道选择题：

新的一天，选择闷
闷不乐，还是开开心心？

"当然是后者"，
我答道，选择始终如一。

第 356 日

定期清除心灵的冰
箱，扔掉老式的思维和
陈旧的思想。

它们统统过了保质
期，没有营养！

180

人人都言：过了一年，老了一岁。

这样的话，我不愿听，更不相信。

懂得宠爱自己的身体，无惧直视镜中的自己。

每过一年，都有愈加舒缓的容颜；每长一岁，都具更加雍容的气息。

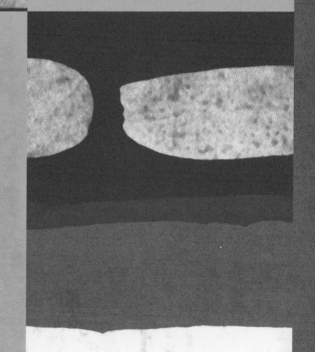

第 358 日

享受生活的秘诀是什么？

很简单：回归生活的本真。试着原谅，试着勇敢；学会感恩，学会爱人。

再时不时幽上一默，哈哈一乐！

生活的美好，便由此把握。

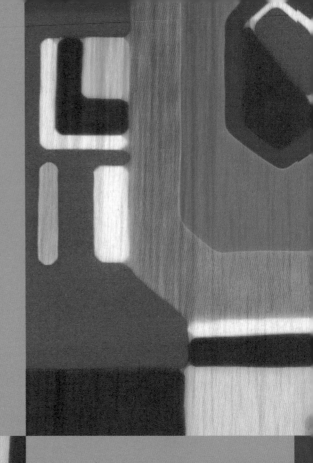

第 359 日

多多享受宁静的时光，多多表达对人的善意，多多尝试与人的共情。

用这种种"多多"，制造日后美丽的回忆。

第 360 日

无条件的爱与包容，是我能想到的最好的礼物。

我会笑盈盈地用双手接过，更会欣欣然地将其赠送。

第 361 日

我认认真真对待生活，生活亦认真对待我。

我微笑面对生活，生活亦以微笑面对我。

我与生活，平等、互利、双赢。

第 362 日

过往的伤痛，是沉重的桎梏。

懂得为他人打开一道枷锁，更要为自己打开一扇大门。

挣脱过去，冲出牢笼，解放心灵，奔向自由，收获新生。

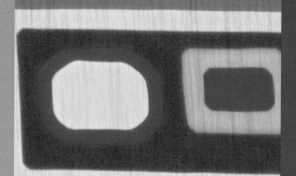

183

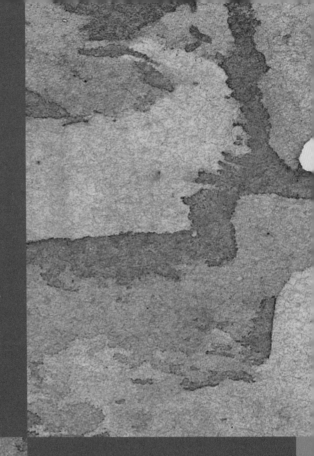

每个人都生活在自己的国度，只用遵循自我思想的法度，只需接受自我意识的约束。

我只需听从自己内心的原则，至于别人犯下的错误，抱歉，我无须负责！

生活的妙处一个接着一个，络绎不绝，接踵而来。

我在每段经历中寻觅美好，生活从不辜负我的期待。

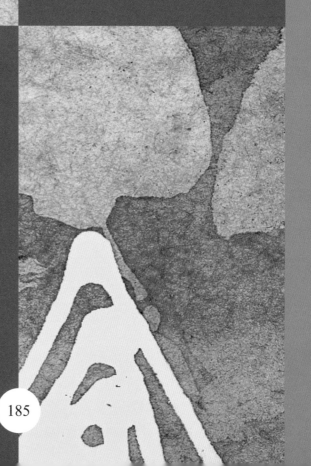

细数 365 个闪光的日子，看看我都创造了什么？

有快乐，有美好；

有阳光，有微笑。

我已做好准备，张开双臂，拥抱明天全新的开始，迎接新年新一轮的美妙。
